FITNESS KOCHBUCH VEGAN

Die 111 besten veganen Rezepte für den Muskelaufbau und die effektive Fettverbrennung

Rezepte Master

INHALT

DEIN VEGANES FITNESSBUCH

Ein herzliches Willkommen! Wir freuen uns sehr, dass du dich für dieses Kochbuch entschieden hast! Mit unseren 111 Fitness-Rezepten erhältst du einen idealen Einblick in die facettenreiche pflanzliche Küche und wirst Schritt für Schritt zum Profi der veganen Ernährung für Sportler. Der Spaß beim Kochen soll hierbei im Vordergrund stehen, während du daneben sehr viel Gutes für deine Gesundheit tust.

Die vegane Ernährung wird immer beliebter und praktisch jeder von uns hat schon davon gehört. Über zwei Millionen Menschen in Deutschland ernähren sich mittlerweile vegan. Der bewusste Verzicht auf alle tierischen Lebensmittel ist dabei sehr positiv für das Herz- Kreislaufsystem. Dennoch bedeutet veganes Essen nicht automatisch auch gesund, denn theoretisch könntest du auch häufig Pommes und Ketchup zu dir nehmen, denn beides ist meist vegan. Davon raten wir natürlich ab und zeigen dir stattdessen, wie du dich ausgewogen und gesund ernähren kannst. Du findest in diesem Buch Mahlzeiten für jede Tageszeit wie Frühstück, Hauptspeisen, Desserts und Snacks, in abwechslungsreicher Form. Es erwarten dich hochwertige Zutaten, unverarbeitete Lebensmittel sowie purer Geschmack, und dazu noch ein gutes Gewissen. Die Rezepte sind nach modernen wissenschaftlichen Erkenntnissen konzipiert und von unserem Team ausgiebig getestet. Jedes Rezept ist mit Nährwertangaben versehen, sodass du genau die Übersicht hast, wieviel du zu dir nimmst.

Fitness setzt sich aus den wichtigsten Komponenten Ernährung und Bewegung zusammen. In diesem Buch haben wir beides vereint. Im ersten Teil findest du gesunde und abwechslungsreiche Rezepte, und als Bonus wartet eine sportliche Challenge auf dich, mit einem Trainingsplan für einen knackigen Po. Du kannst die Übungen gerne nach Plan machen oder in dein bestehendes Sportprogramm integrieren. Unser Buch ist so angelegt, dass es ideal in dein Leben passen soll. Du kannst dir die Rezepte gerne jeden Tag frisch zusammenstellen, vieles eignet sich darüber hinaus auch zum Vorkochen. Der Geschmack und der Spaß stehen dabei im Vordergrund, während du Neues ausprobierst und deine Gewohnheiten in eine gesunde Richtung lenkst.

VEGANE ERNÄHRUNG KURZ ERKLÄRT

Bei der veganen Ernährung wird auf alle tierischen Lebensmittel, also Fleisch, Fisch, Eier, Milchprodukte und Honig verzichtet. Hierüber bist du sicherlich schon informiert. Etwas komplizierter wird es bei Fertiggerichten, Saucen und allem, was bereits zubereitet ist. Denn sehr oft verstecken sich hierbei tierische Produkte als Zusatzstoffe. Das sicherste als Anfänger ist, selbst zu kochen. So kannst du bestimmen, was in deine Mahlzeiten kommt und du zu dir nimmst. Du hast auch den Zucker-, Salz- und Fettgehalt selbst im Griff und kannst aktiv etwas für deine Fitness tun.

Veganismus ist weit mehr als nur eine Diät. Es ist eine Lebenseinstellung, die sich auf sehr viele Bereiche erstrecken kann. Dazu gehört zum Beispiel auch vegane Kleidung. Das bedeutet, dass darauf geachtet wird, dass ein Kleidungsstück fair und ohne tierische Bestandteile, wie Leder und Klebstoff, hergestellt wurde. Auch im Bad kann tierversuchsfreie und vegane Kosmetik einziehen, von der es mittlerweile ein sehr großes und gut gekennzeichnetes Angebot gibt. Grundsätzlich geht es darum, in allen Bereichen, in denen man die freie Wahl hat, sich für den Weg zu entscheiden, der anderen Lebewesen kein Leid zufügt.

Wenn du dich komplett vegan ernähren möchtest, solltest du auch darauf achten, Vitamin B12, Vitamin D, Jod, Eisen und alle anderen lebenswichtigen Mikronährstoffe zu dir zu nehmen. Das ist generell bei jeder Ernährungsform wichtig, bei welcher einem die eigene Gesundheit am Herzen liegt. Veganer sollten dabei Vitamin B12 als Präparat supplementieren. Wenn du diese Punkte beherzigst, bist du auf einem sehr guten Weg zu einem Leben mit gutem Gewissen und den besten Chancen, gesund und fit bis ins hohe Alter zu sein.

DEINE MOTIVATION

Es ist sehr hilfreich, wenn du dir im Vorfeld klar machst, warum du deine Ernährung umstellen möchtest. Was ist deine grundlegende Motivation dabei? Geht es dir um ethische Gründe, möchtest du die Tiere schützen und dabei der Umwelt etwas Gutes tun? Vielleicht willst du auch dein körperliches Wohlbefinden steigern und deine Gesundheit verbessen. Auch Abnehmen und fit werden ist durch vegane Kost und unseren Rezepten mit Leichtigkeit möglich. Es ist für deine Motivation vor allem wichtig, dass du weißt, was du erreichen möchtest, und dich dadurch anspornst.

Verzicht ist nicht immer einfach, da geht es den meisten Menschen gleich. Erst wenn du dir bewusst machst, welche Vorteile die pflanzliche Ernährung für deinen Körper und die Umwelt hat, kannst du häufig besser das Stück Käse oder Wurst in einem neuen Licht betrachten. Du senkst dabei auch aktiv das Risiko für Herzerkrankungen, Bluthochdruck, Diabetes und zu hohe Cholesterinwerte. Sich über Tierhaltung und Ernährung weiterführend zu informieren, hilft dabei ungemein - denn die eigene Gesundheit ist sehr wertvoll und unser höchstes Gut. Wir wollen dir helfen, dich in deinem Körper wohlzufühlen, dich frei und leicht zu bewegen und Freude am gesunden Kochen und Essen zu haben. Wenn du diese Vorteile in den Vordergrund stellst, kommt das Abnehmen, fitter werden und Erreichen der sportlichen Ziele fast automatisch. Werde dir bewusst, dass du diese Form der Ernährung wählst, um dir etwas Gutes zu tun und ebenso einen positiven Einfluss auf die Umwelt zu haben. Versuche, die Sache entspannt und mit Freude anzugehen und dich auf die Vorteile zu fokussieren, damit du lange Spaß daran hast. Gerne kannst du die Rezepte auch zu deiner neuen Basis in der Küche betrachten, damit du deine sportlichen Herausforderungen spielend meistern wirst.

Die Erfahrung zeigt, dass Menschen, die ihr Leben Schritt für Schritt umstellen, häufiger vegan bleiben. Perfektion muss also gar nicht sein, wenn du noch am

Anfang stehst - sie ist sogar eher hinderlich, da das Risiko, frustriert aufzugeben, um einiges höher ist. Eine positive Grundeinstellung lässt dich dabei erfolgreicher sein. Wenn du etwa Frühstück und Mittagessen nach unseren veganen Rezepten zubereitet hast, abends bei Freunden eingeladen bist und dort Speisen mit Eiern zu dir nimmst, hast du grundlegend zwei Möglichkeiten, damit im Nachhinein umzugehen. Entweder du ärgerst dich und hast ein schlechtes Gewissen wegen der einen Mahlzeit, oder du freust dich, dass du an diesem Tag zwei von drei Möglichkeiten genutzt hast, um deine (neue) Ernährungsweise anzuwenden. Wie du an die Sache herangehst hat nicht nur Auswirkungen auf deine Stimmung am Abend, sondern auch auf deine Einstellung zu deiner Ernährung generell. Wir alle sind nicht perfekt, deshalb ist es förderlicher, sich lieber über kleine Schritte zu freuen und manchmal etwas nachgiebiger mit sich selbst zu sein. So wirst du lange Freude an deinem Vorhaben sowie beim Zubereiten und Verzehr der Speisen haben.

EINKAUFEN

Für manche mag es herausfordernd klingen, wenn zusätzlich zum oft stressigen Alltag nun auch noch strenge Ernährungsrichtlinien eingehalten werden sollen. Doch was zu Beginn häufig aufwändig erscheint, wird sich rasch als Normalität in dein Leben integrieren. Der wichtigste Tipp, den wir hierbei für dich haben, ist etwas Mühe in die Vorbereitung zu stecken. Es gilt herauszufinden, welche deiner Lieblingsprodukte vegan sind und wo du gegebenenfalls Alternativen bekommst. Der Wochenmarkt ist dabei eine sehr gute Anlaufstelle, denn hier erhältst du in der Regel regionales, frisches Obst und Gemüse und auch sonst einige gesunde und vegane Lebensmittel, die sich ideal in deinen Speiseplan integrieren lassen. Im Supermarkt oder in der Drogerie kannst du dann noch Vollkorngetreide, Nudeln, Tofu und pflanzliche Milch erhalten und bist so bereit für eine neue Woche voller fitmachender Mahlzeiten.

Beim Einkauf unterstützt dich eine genaue Liste der benötigten Zutaten auch dann, wenn du dir deine nicht dienlichen Naschgewohnheiten abtrainieren möchtest. Du findest auf den folgenden Seiten zahlreiche leckere und süße vegane Alternativen sowie Snacks, die sehr gut in deinen Ernährungsplan passen. Mit geringem Zeitaufwand und unserem Kochbuch kannst du deine Woche schon entspannt im Voraus planen und gegebenenfalls gerne deine Familie mit einbeziehen. Manche Zutaten mögen dir am Anfang etwas ausgefallener vorkommen, jedoch wirst du dich relativ schnell an diese gewöhnen. Ein erster Grundeinkauf ist zu Beginn empfehlenswert, und vielleicht hast du ja Lust, dich im Biomarkt oder beim Stöbern im Internet von der Auswahl an Produkten inspirieren zu lassen. Wenn dir das Planen nicht liegt, musst du auch nicht die ganze Woche strikt durchorganisieren, sondern nur die ein bis zwei Tage, für die du jeweils Besorgungen tätigst. Dabei zahlt es sich aus, beim Einkauf planvoll auf unverarbeitete, frische Lebensmittel zu setzen und sich vor allem nicht hungrig auf den Weg zu machen.

BESONDERE ZUTATEN SCHNELL ERKLÄRT

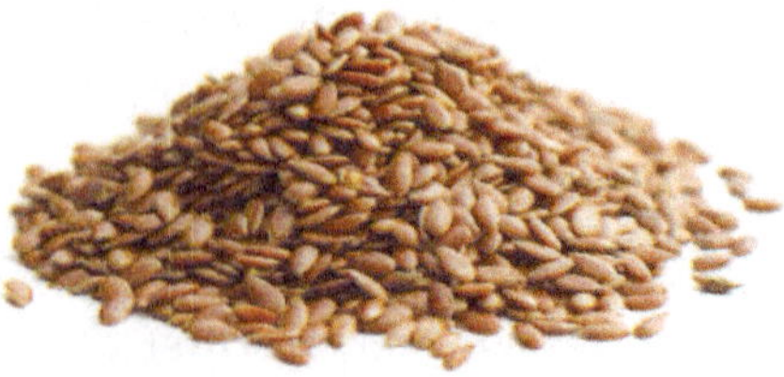

Leinsamen: Das Urgestein unter den Fitness-Lebensmitteln. Die Samenkörner des Lein- oder Flachsgewächses sind schon seit tausenden von Jahren als Nutzpflanze angebaut. Die Samen quellen während der Verdauung auf, machen satt und unterstützen den Körper so auf positive Weise. Vor allem wenn sie geschrotet oder leicht zermahlen werden, sind sie sehr gesund, da die Inhaltsstoffe dann leichter vom Körper aufgenommen werden können. Leinsamen gibt es in der Apotheke, im Reformhaus und teilweise auch im Bioladen zu kaufen.

Kokosöl: Dieses vielseitige Öl gibt es mittlerweile auch im Supermarkt und in der Drogerie, meist sogar im ständigen Sortiment. Discounter haben oft große Gläser Kokosöl im Angebot, wenn sie asiatische Lebensmittel anbieten, und es lohnt sich preislich dann zuzuschlagen. Kokosöl ist für den inneren und äußeren Einsatz sehr gut geeignet, vom Bratöl bis zur DYI Haarkur finden sich unzählige tolle Anwendungsmöglichkeiten.

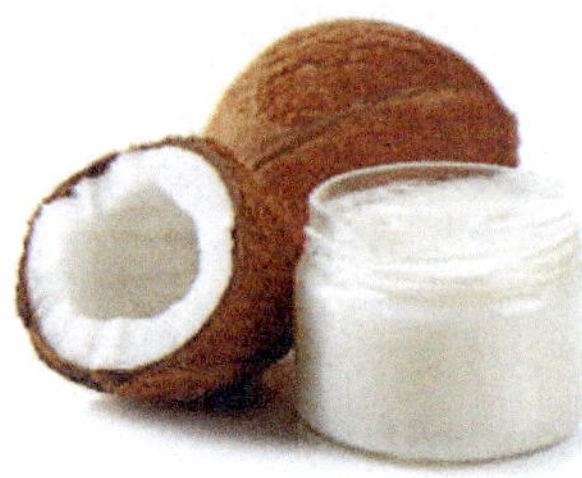

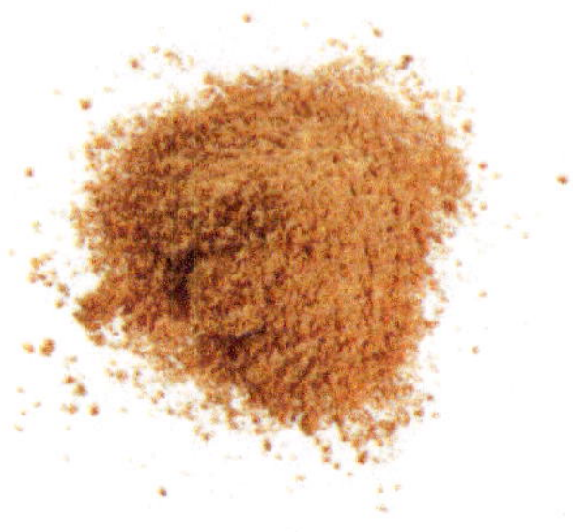

Kokosblütenzucker: Auch Palmzucker genannt. Der Zucker wird aus dem austretenden Saft der angeschnittenen Kokospalme gewonnen und hat eine leicht karamellartige Note.

Reismehl: Es gibt das feine Mehl in der weißen sowie in der braunen Vollkornvariante, welche nährstoffreicher ist. Das Mehl ist glutenfrei und eignet sich daher pur nicht für Brote und Kuchen, da es nicht gut aufgehen kann. Als Mischung oder auch als Hauptzutat in flachem Gebäck, wie etwa unseren Pancakes, ist es allerdings perfekt. Des Weiteren kann es auch zum fettarmen Andicken von Saucen verwendet werden.

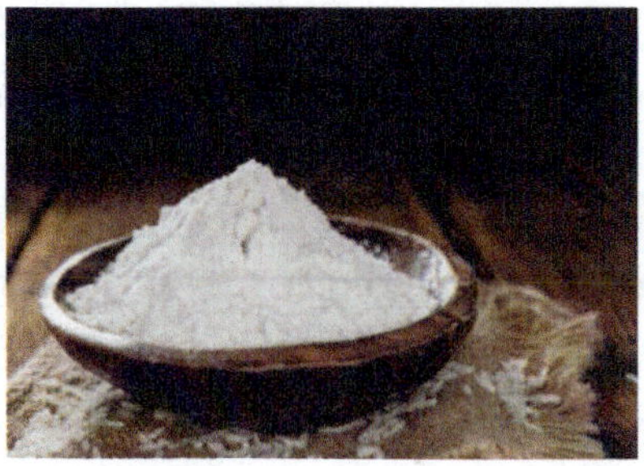

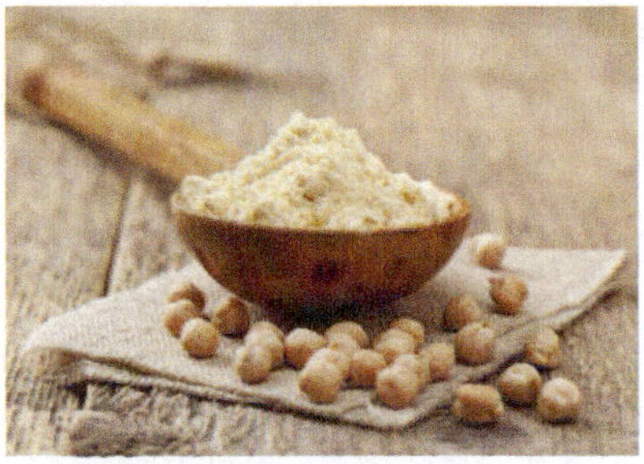

Kichererbsenmehl: Dieses Mehl ist dem beliebten Weizenmehl sehr ähnlich und eignet sich gut zum Backen. Statt 100g Weizenmehl können alternativ auch 75g Kichererbsenmehl verwendet werden. Die gemahlenen, proteinreichen Hülsenfrüchte sind ein absoluter Liebling der Low-Carb Küche!

Nüsse, Mandeln und Co: Sind in jedem Supermarkt zu finden. Wenn du auf Nachhaltigkeit Wert legst empfehlen wir, dich nach einem Unverpackt-Laden umzusehen. Hier kannst du beschriftete Schraubgläser mitbringen und die trockenen Zutaten hineinfüllen. Das ist genial für die Umwelt und spart dir auch einige Arbeit beim Auspacken. Nach einer Weile wirst du auch wissen, wie viel du von welcher Sorte benötigst und kannst somit besser planen.

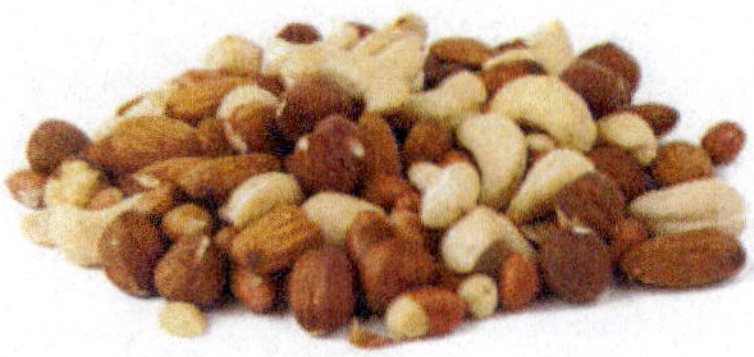

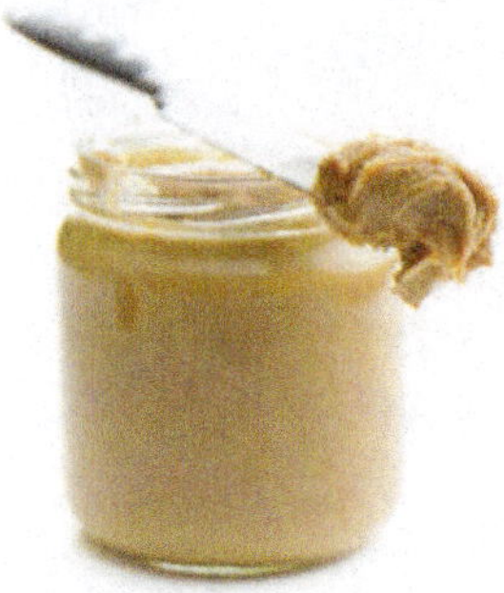

Mandelmus, Nussbutter: Die pürierten Varianten der leckeren Nüsse, also Nussmus, gibt es meist als Brotaufstrich in der Bioabteilung. Eine Portion Nüsse am Tag helfen dir fit zu bleiben, schöne Haut zu bekommen und das Gehirn frisch zu halten. Viel mehr solltest du jedoch davon nicht verzehren, denn Nüsse enthalten sehr viel Fett.

Pflanzenmilch: Es gibt erfreulicherweise unzählige Sorten an pflanzlichen Milchalternativen. Sojamilch ist hierbei die gängigste, die sich für fast alles eignet: zum Backen, Kochen, im Kartoffelpüree und sogar als vegane Mayonnaise. Einziger Makel ist ihr recht hoher Eigengeschmack, an den sich einige erst gewöhnen müssen. Etwas neutraler im Geschmack ist Mandelmilch, die man auch toll pur trinken kann. Wer es süßer mag, kann vor allem im Kaffee eine Reis- oder Hafermilch als fettarme Alternative zur klassischen Kuhmilch ausprobieren. Mit Cashew- und Walnussmilch wird dein Kaffee cremig und luxuriös. Die meisten Sorten sind nach Laune und Geschmack untereinander austauschbar. Die Ausnahme ist jedoch Sojamilch, die bei bestimmten Rezepten wegen ihrer Fähigkeit zu gerinnen nicht ausgetauscht werden sollte (zum Beispiel, wenn man Mayonnaise herstellen möchte).

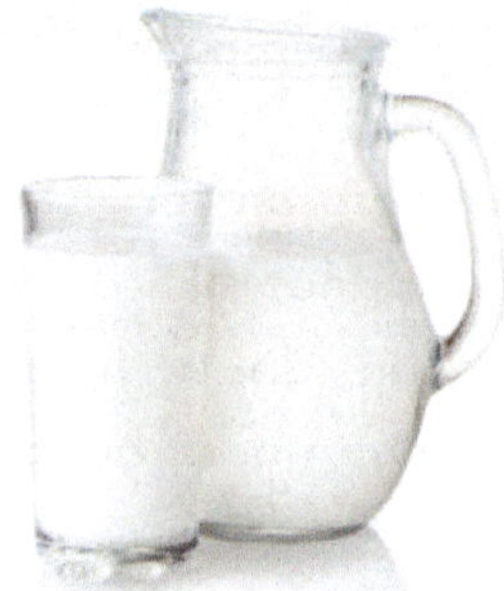

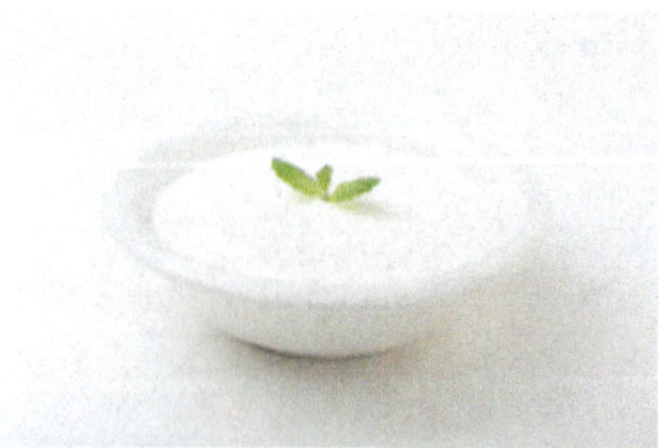

Pflanzenjoghurt: Veganer Joghurt wird auf die gleiche Art wie sein traditionelles Pendant hergestellt. Die Joghurtkulturen sind sehr gesund für deine Verdauung, und die pflanzlichen Varianten sind besonders fettarm. Es gibt mittlerweile Joghurt von vielen Eigenmarken und du kannst ganz nach deinem Geschmack auswählen. Für deine schlanke Linie ist purer und ungesüßter Pflanzenjoghurt oder veganer Skyr die beste Wahl, egal ob auf Soja-, Mandel oder Lupinenbasis.

Veganer Sauerrahm, Frischkäse, Mozzarisella, Feta: Egal ob Tofu, welcher wie Feta zubereitet wird, veganer Mozzarella, Quark oder pflanzlicher Sauerrahm - die Auswahl ist mittlerweile einfach traumhaft. Du findest besonders viele Leckereien bei spezialisierten veganen Shops im Internet. Meist sind die Alternativen zu Milchprodukten fettärmer. Für eine gesunde Ernährung solltest du

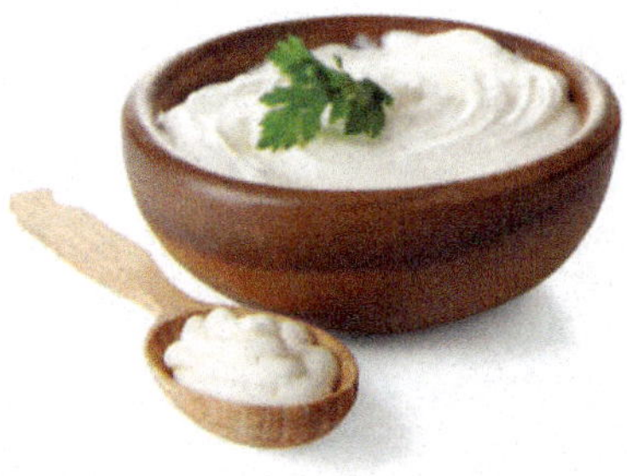

auch darauf achten, nicht zu häufig hochverarbeitete Produkte zu konsumieren. Prinzipiell gilt: je weniger Inhaltsstoffe, desto besser.

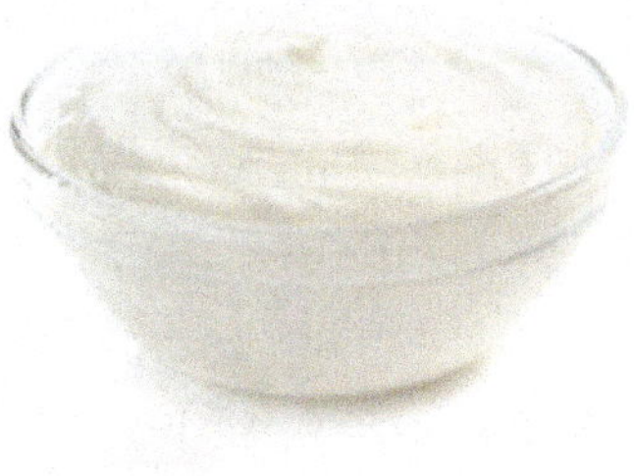

Soja-und Hafersahne: Eine cremigere Version der pflanzlichen Milch. Du kannst die Pflanzensahne oder -creme genau wie ihr tierisches Gegenstück zum Verfeinern deiner Gerichte nutzen. Zum Aufschlagen eignet sich gewöhnliche Pflanzensahne allerdings nicht. Hier sind jedoch spezielle Produkte erhältlich, die extra entwickelt wurden, um vorwiegend für Desserts aufgeschlagen zu werden; es gibt dabei sogar vegane Sprühsahen. Die größte Auswahl findest du online, doch es lohnt sich, auch im Supermarkt die Augen offen zu halten.

Sanddornsaft: Pur getrunken ist der Saft sehr kräftig und sauer, er kann gut zum Kochen und in Smoothies verwendet werden. Die Beeren des Sanddornstrauches enthalten extrem viel Vitamin C und sind regional zu bekommen. Im Winter können diese geerntet werden, um den Saft selbst herzustellen. Er ist auch in der Drogerie zu finden und kann ebenso bei verschieden Saftherstellern direkt bestellt werden.

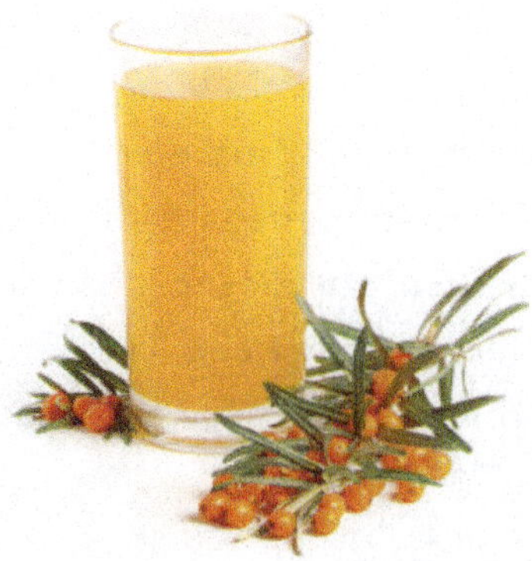

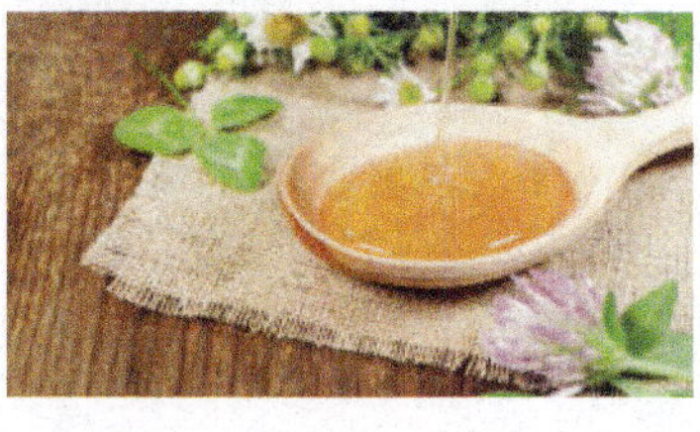

Agavendicksaft: Die süße Mischung ist der ideale vegane Ersatz für Honig. Der Pflanzensaft der exotischen Agave, die vor allem in Mexiko vorkommt, wird hierzu eingekocht. Du bekommst diesen in fast jedem Supermarkt.

Konjaknudeln, Ramennudeln und Reisnudeln: In der asiatischen Küche werden meist andere Mehlsorten als die bei uns üblichen zur Herstellung von Nudeln gebraucht. Viele dieser Varianten sind

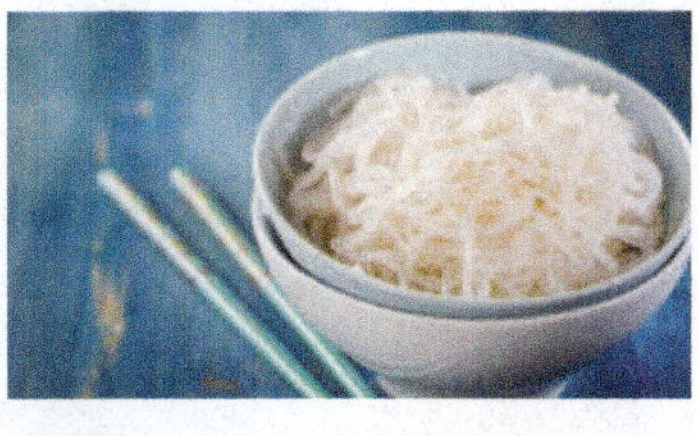

kalorienärmer. Begebe dich doch einmal auf die Suche in Asia-Läden und du wirst eine Fülle an neuen Möglichkeiten für die vegane Küche entdecken können! Übrigens sind gewöhnliche Nudeln aus Weizen-, Vollkorn- und Dinkelmehl als auch Kartoffelgnocchi ebenso fast alle vegan. Die Ausnahme bilden Eiernudeln und viele Spätzle-Sorten.

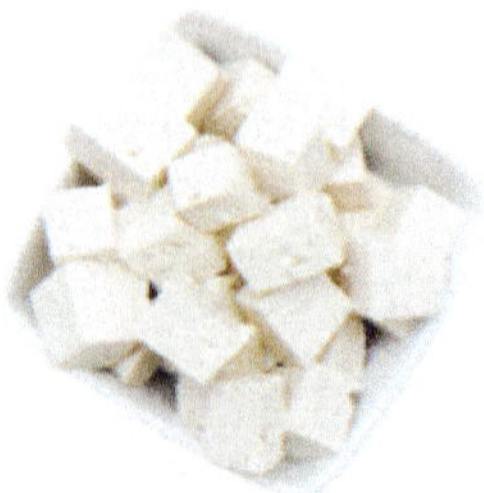

Tofu: Die Herstellung erfolgt, indem aus der eiweißhaltigen Sojabohne eine Sojamilch produziert wird und dann, ganz ähnlich wie beim Käse aus Kuhmilch, der Tofu (früher auch bekannt als „Bohnenkäse") durch Gerinnung gewonnen wird. In China ist Tofu ein Grundnahrungsmittel und keinesfalls nur etwas für Veganer, denn er ist überaus gesund. In seiner puren Form ist Tofu fast geschmacklos, darum solltest du ihn auspressen und marinieren, bevor du ihn weiterverarbeitest. Es gibt aber auch Varianten mit Geschmack, wie Basilikum-, Mandel-Nuss- oder den sehr beliebten Räuchertofu. Du kannst einfach ausprobieren, welche Sorten du gerne magst. Tofu gibt es mittlerweile in jedem Lebensmittelgeschäft oder Discounter. Eine besondere Variante ist der Seidentofu; dieser ist viel weicher als schnittfester Tofu und perfekt für Süßspeisen und proteinreiche Kuchen sowie Smoothies. Er ist etwas seltener zu finden, jedoch in vielen Bioläden erhältlich.

Jackfruit: Im Deutschen auch „Jackfrucht" genannt, stammt diese aus Asien. Im tropischen Klima gedeiht die sehr große Frucht am Baum. Voll ausgereift schmeckt das Fruchtfleisch süßlich. In noch rohem Zustand nimmt man es als Fleischersatz, da die Konsistenz sich perfekt für Frikassee, Pulled Jackfruit und Burger eignet. In Asia-Läden ist Jackfruit in Dosen erhältlich.

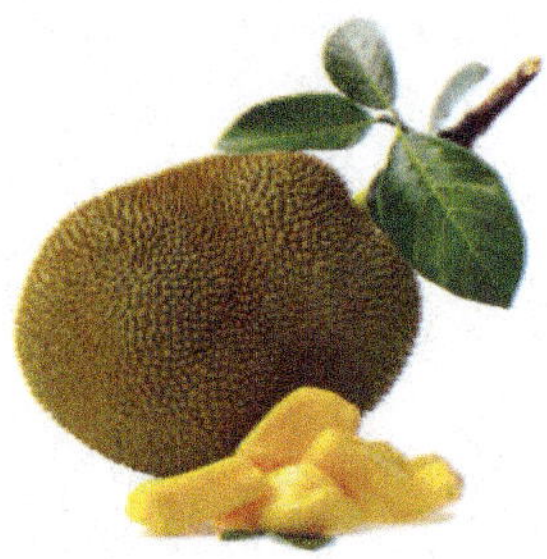

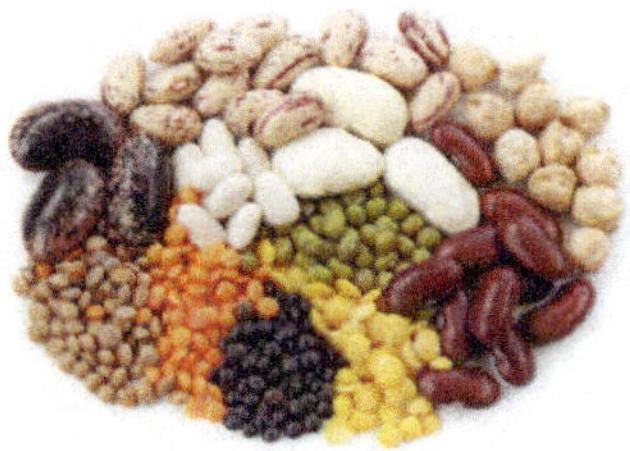

Verschiedene Bohnen, Linsen und Kichererbsen: Ähnlich wie bei Nüssen hast du hier eine große Auswahl und die Qual der Wahl. Es gibt ein reiches Angebot in verschiedener Qualität. Vor allem eignen sich getrocknete Hülsenfrüchte perfekt, um sie unverpackt und auf Vorrat zu kaufen. Wenn du sie vor dem Kochen über Nacht einweichst, werden sie bekömmlicher. Hülsenfrüchte sollten in deiner veganen Speisekammer niemals fehlen, denn sie liefern hochwertige Proteine.

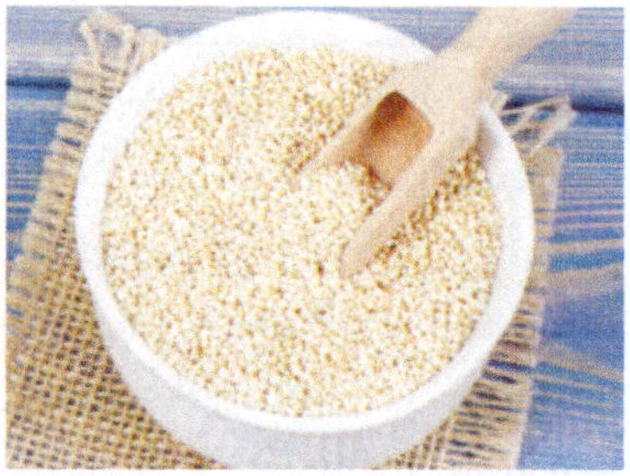

Quinoa und Couscous: Zwei Lebensmittel, die sehr ähnlich aussehen, in denen jedoch viel Unterschiedliches steckt. Quinoa kommt aus Südamerika und ist kein Getreide, sondern ein sogenanntes Pseudogetreide und glutenfrei. Jedes der winzigen Körner strotz vor Mineralien und liefert viel Calcium. Auch als Eiweißlieferant ist das Korn in der pflanzlichen Küche geschätzt und deswegen eine perfekte Basis, die du öfter essen solltest für eine sportliche Figur. Couscous ist überwiegend aus der nordafrikanischen Küche bekannt. Es besteht aus Getreide, genauer gesagt aus klein verriebenem Weizengrieß. Eine Portion liefert dir durch seine hochwertigen Kohlenhydrate viel Energie für den Tag, bei wenig Fett. In einer Bowl, gepaart mit frischem Gemüse und Kräutern, ist Couscous ein super Fitmacher, der in Windeseile zubereitet ist.

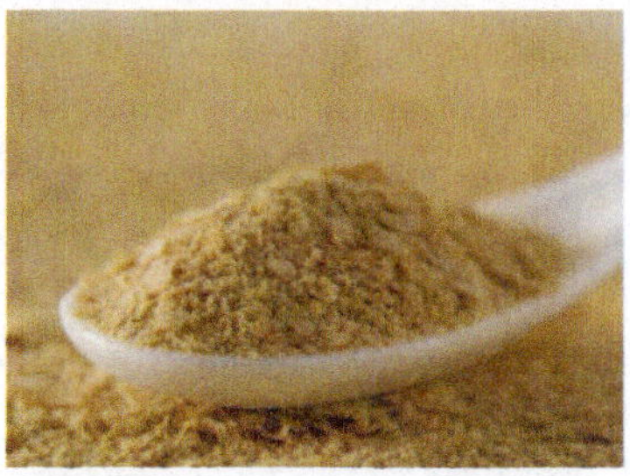

Hefeflocken: Die schonend verarbeiteten Flocken werden vegan hergestellt und hier gibt es auch eine glutenfreie Variante. In Supermärkten und Reformhäusern sind Hefeflocken erhältlich. In den würzigen Flocken stecken viele wertvolle Nährstoffe und sie sind ein sehr guter Lieferant zahlreicher B-Vitamine. Du kannst sie also gerne jeden Tag essen, zum Beispiel über den Salat gestreut oder als Käseersatz.

Reisessig: Aus Reis hergestellter Essig, der gerne zur Würzung von Sushi-Reis verwendet wird und generell sehr mild ist. Er hilft auch beim Abnehmen, da er den Stoffwechsel anregt. Du findest Reisessig in Asia-Läden oder der internationalen Abteilung großer Supermärkte.

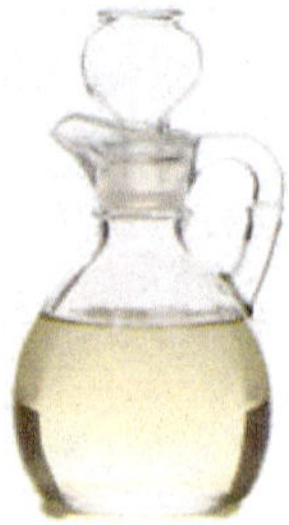

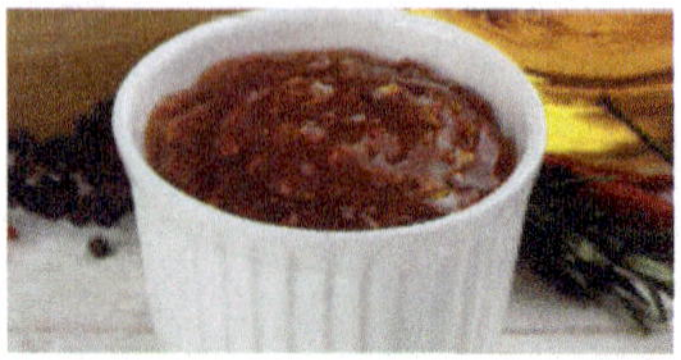

Masalum: Eine Gewürzsauce der Ayurveda-Küche. Du kannst diese aus frischen Zutaten und indischen Gewürzen selbst herstellen oder auch online bestellen.

Wein: Nicht jeder Wein ist vegan. Genau wie bei Fruchtsäften liegt dies am Herstellungsprozess, denn teilweise wird das Getränk mit Gelatine gefiltert. Im Bioladen und auch in manchen Supermärkten findest du aber speziell gekennzeichnete vegane Varianten in Rot und Weiß.

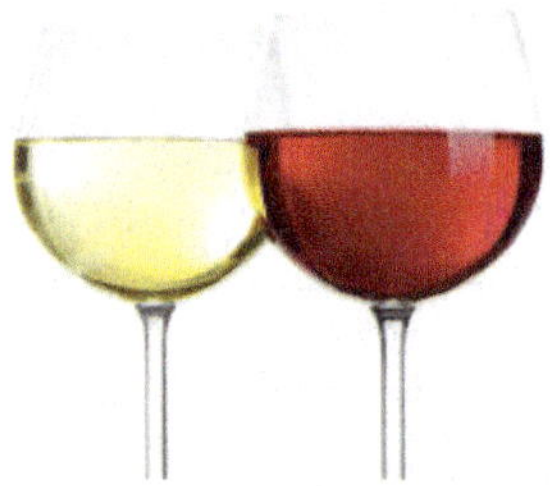

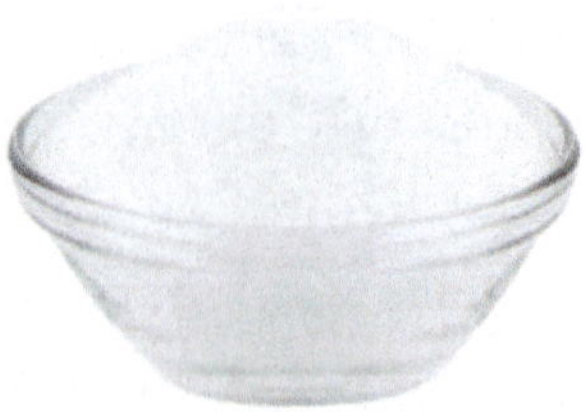

Xylit: Ein Süßungsmittel, welches statt Zucker oder Honig verwendet wird. Dieses wird aus Birkenholz gewonnen oder synthetisch hergestellt. Xylit hat weniger Kalorien als Haushaltszucker und ist für die Zähne ein pflegender Wirkstoff. Xylit gibt es auch als Gelier-Zucker, um Marmeladen einzukochen. Beim Kauf solltest du auf Bioqualität achten.

Stevia: Ein weiteres alternatives Süßungsmittel, das sehr kalorienarm ist. Es wird aus der Steviapflanze gewonnen und eignet sich besonders gut auch zum Backen, da die Süßkraft vielfach höher ist als bei Haushaltszucker.

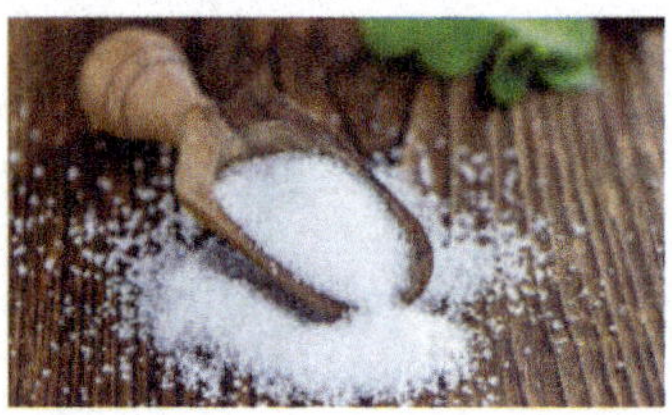

Spirulina: Magst du es knallgrün? Dann probiere einen Smoothie mit dem Algenextrakt aus. Du wirst nicht nur Spaß an der

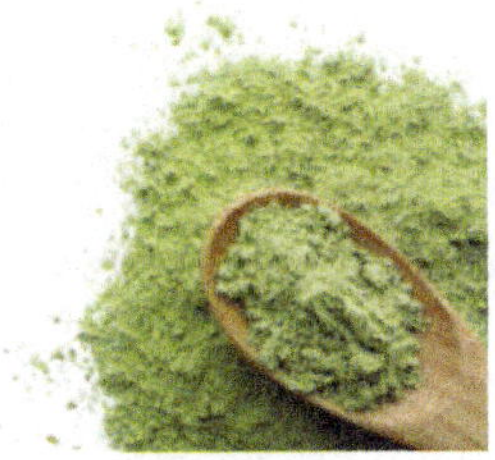

Farbe haben, denn die Kombination aus Vitaminen und Mineralstoffen, die in Algen enthalten sind, heben die Stimmung und unterstützen alle Vorgänge im Körper, vom Immunsystem bis zum Abnehmen. Online wird Spirulina als Pulver oder als Nahrungsergänzung in gepresster Tab-Form angeboten.

Garam Masala: Diese indische Würzmischung aus Zimt, Kardamom, Pfeffer und vielen weiteren Zutaten ist sehr gesund, regt den Stoffwechsel an und wärmt dich von innen. Du findest sie in größeren Läden, und wenn du die Möglichkeit hast, bei einem Gewürzstand einzukaufen, ist dies sehr empfehlenswert. Je hochwertiger die Mischung, desto besser wirken die Gewürze für den Körper.

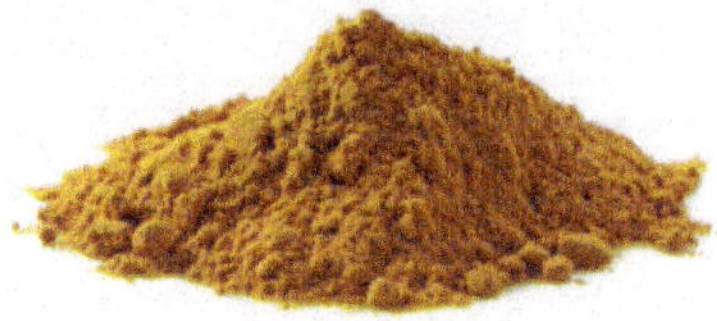

MAHLZEITEN
PLANEN UND KOCHEN

Wenn du dich für die ersten Rezepte entschieden und alle wichtigen Zutaten besorgt hast, kann es losgehen! Am besten wartest du mit deinen Mahlzeiten nicht, bis du zu hungrig bist, sondern isst regelmäßig etwas. Wir haben dir auch viele gesunde Snacks, Aufstriche und Smoothies ins Buch gepackt, die dir vormittags oder vor dem Abendessen wertvolle Energie liefern.

Vorbereitung zahlt sich auch hier aus. Es wird dir in aller Regel bekannt sein, wie deine kommende Woche aussieht und was in deinem Terminkalender steht. Deine Mahlzeiten kannst du hier sehr gut mit einbeziehen. Sei ruhig optimistisch und plane einen Snack mehr ein, wenn es ein stressiger Tag wird. Als Veganer solltest du für Zwischendurch immer eine Kleinigkeit dabeihaben; Obst und Nüsse sind hierbei perfekt - denn falls dich einmal der Hunger überkommt, findest du nicht überall vegane und gesunde Snacks. Die Erfahrung zeigt, dass Leute, die etwas mehr essen, länger durchhalten und eher Erfolg mit einer Diät haben, sowie im Allgemeinen mehr Freude an dem Prozess gesundes Essen in ihr Leben zu holen.

Deinen Grundumsatz, also der Wert, den dein Körper für die Überlebensfunktionen wie Atmung, Körpertemperaturregelung oder Verdauung benötigt und den du täglich verbrauchen darfst, ohne zuzunehmen, kannst du im Internet ganz einfach ausrechnen, indem du Angaben zu deiner Größe, Gewicht, Alter und Lebensstil machst. Als grobe Faustregel gilt hierbei: Grundumsatz (in Kalorien) = Körpergewicht (kg) x 24 Stunden. Nun ist dein persönliches Ziel entscheidend. Möchtest du abnehmen oder dein Gewicht halten und fitter werden? Oder möchtest du Krafttraining betreiben und Muskeln aufbauen? Im letzteren Fall kannst du bei einer handwerklichen Tätigkeit etwa 1200-1800 kcal zu deinem Grundumsatz addieren, bei einer überwiegend sitzenden Tätigkeit etwa 500-700 kcal. Dieser Wert entspricht nun deinem täglichen Kalorienbedarf und du solltest diesen als Leitlinie verstehen, nach der du deine Mahlzeiten zusammenstellst. Hast du ein großes Abendessen geplant? In diesem Fall ist es ratsam, wenn du weniger Snacks am Tag isst, um nicht zu viel zu dir zu nehmen. Hast du manchmal keine Zeit um morgens richtig zu frühstücken? Dann plane ein üppiges Mittagessen ein, um genug Energie für den restlichen Tag aufzunehmen. Mach dir keine Sorgen und bleibe entspannt, wenn du einmal über oder unter dem empfohlenen Wert bist, denn was vor allem zählt, ist die Kontinuität.

Beim Kochen sollten eine Küchenwaage und ein guter Messlöffel deine neuen Freunde sein. Die meisten unserer Rezepte sind für zwei Portionen ausgewiesen. Falls du für dich alleine kochst, sind die Angaben eine gute Möglichkeit, um etwas für den nächsten Tag vorzubereiten. So halbierst du die Zeit, welche du für die Erstellung in der Küche benötigst. Falls du möchtest, kannst du auch deine Hauptmahlzeiten für die nächsten Tage anrichten und anschließend in kleine Behälter geben. Diese kannst du dann einfrieren, oder du bereitest einzelne Bestandteile vor, welche dir später die Zubereitung erleichtern.

SPORT

Zu guter Letzt gibt es als Bonus für dich noch einige Fitnessübungen für einen knackigen Po, mit denen du gleich loslegen kannst. Bewegung tut sowohl dem Körper als auch der Seele gut und sollte deshalb in keinem Tagesablauf fehlen. Um es ein bisschen lebhafter zu gestalten, haben wir uns eine Challenge überlegt, die du 30 Tage lang durchhalten kannst. Auch darüber hinaus ist es wichtig, Bewegung in deinen Alltag einzubauen. Vielleicht hast du nicht immer die Energie für eine Sportrunde am Abend, oder ein Muskelkater zwingt dich zur Pause. Die Treppe anstelle des Fahrstuhls zu nehmen oder mit dem Fahrrad Einkaufen zu fahren sollte jedoch nichts im Wege stehen. Diese Kleinigkeiten machen in der Summe häufig den Unterschied für dein Fitnesslevel. Überdenke also gerne einmal deine Gewohnheiten und schaue, wo du ein bisschen mehr körperliche Aktivität mit einbauen kannst. Es lohnt sich, versprochen!

Nun wünschen wir dir viel Spaß und Freude beim Zubereiten der Speisen - und einen guten Appetit!

FRÜHSTÜCK

FRUCHTSALAT

ZUTATEN FÜR 2 PORTIONEN:

- 1 Avocado
- 3 Grapefruits
- 1 Limette, hiervon den Saft
- 1 TL Kokosblütenzucker
- 1 Prise Zimt
- ½ TL Muskat

Zubereitungszeit: 10 Minuten

NÄHRWERTE PRO PORTION:

Kalorien: 344 kcal
Kohlenhydrate: 37 g
Eiweiß: 5 g
Fett: 18 g

ZUBEREITUNG:

1. Als erstes die Grapefruits schälen und die Filets mit einem Messer herauslösen.
2. Die Avocado halbieren, den Stein entfernen und das Fruchtfleisch mit einem Löffel herauslösen. Dieses in Scheiben schneiden.
3. Die Avocado und Grapefruitfilets ansprechend auf einem Teller anrichten. Die Grapefruits mit etwas Kokosblütenzucker bestreuen.
4. Aus Limettensaft, Kokosblütenzucker, Zimt und Muskat ein Dressing herstellen und mit diesem die Avocado-Scheiben beträufeln.

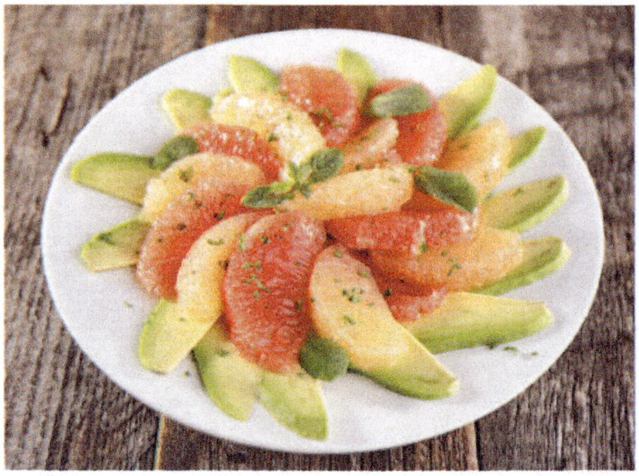

GRIESSBREI MIT FRISCHEN BEEREN

ZUTATEN FÜR 2 PORTIONEN:

- ¼ Tasse Dinkelgrieß
- 75 ml Mandelmilch
- 100 g Beeren nach Wahl
- 2 TL Mandelbutter
- ½ TL Agavendicksaft
- 1 EL Mandelblätter
- ¼ TL Kardamom
- 1 Prise Vanille

Zubereitungszeit: 15 Minuten

NÄHRWERTE PRO PORTION:

Kalorien: 147 kcal
Kohlenhydrate: 11 g
Eiweiß: 5 g
Fett: 9 g

ZUBEREITUNG:

1. Als erstes 1 TL Mandelbutter in einem Topf zerlassen. Das Dinkelgrieß hinzugeben und darin anrösten. Mit der Mandelmilch ablöschen und mit einem Schneebesen verrühren.
2. Anschließend einen weiteren TL Mandelbutter in einer Pfanne erhitzen und das Kardamom darin anrösten. Die Beeren putzen und zu dem Gewürz in die Pfanne geben. Auf eine Hälfte der Pfanne schieben.
3. Nun die Mandeln auf die andere Seite der Pfanne geben, mit dem Agavendicksaft süßen und ebenfalls anrösten.
4. Zum Schluss die Vanille über den Grießbrei geben und zusammen mit den Beeren und den Mandeln in einer Schüssel anrichten.

MANDEL-PORRIDGE

ZUTATEN FÜR 2 PORTIONEN:

- 400 ml Mandelmilch
- 100 g Haferflocken
- 4 EL Mandelkerne, ungeschält
- 80 g Obst nach Wahl
- 2 TL Ahornsirup
- 4 EL Mandelmus
- 2 EL Amaranth-Pops

Zubereitungszeit: 10 Minuten

NÄHRWERTE PRO PORTION:

Kalorien: 411 kcal
Kohlenhydrate: 62 g
Eiweiß: 11 g
Fett: 11 g

ZUBEREITUNG:

1. Die Mandelmilch in einem Topf erhitzen. Nun die Haferflocken und den Ahornsirup hinzugeben, unterrühren und für 2-3 Minuten bei mittlerer Stufe köcheln lassen. Anschließend für etwa 5 Minuten bei kleiner Stufe fertiggaren.
2. Das Obst waschen und die Mandelkerne grob hacken.
3. Das fertige Porridge in Teller geben und mit Obst, Amaranth, Mandelmus und Mandeln serviert genießen.

HIRSEPORRIDGE MIT BIRNE

ZUTATEN FÜR 2 PORTIONEN:

- 400 ml Mandelmilch
- 100 g Hirse
- 1 Birne
- 1 EL Leinsamen
- 2 EL weißes Mandelmus
- 1 Prise Zimt

Zubereitungszeit: 20 Minuten

NÄHRWERTE PRO PORTION:

Kalorien: 302 kcal
Kohlenhydrate: 58 g
Eiweiß: 7 g
Fett: 3 g

ZUBEREITUNG:

1. Zunächst die Mandelmilch in einem Topf kochen. Vom Herd nehmen und die Hirse einrühren. Anschließend das ganze bei niedriger Temperatur 5 Minuten köcheln lassen und die Hirse für weitere 10 Minuten quellen lassen.
2. Währenddessen die Birne waschen, entkernen und in ansprechende Stücke schneiden.
3. Den Porridge in eine Schale geben, Zimt und Mandelmus unterrühren und mit der Birne garnieren. Zum Schluss ein paar Leinsamen darüberstreuen und genießen.

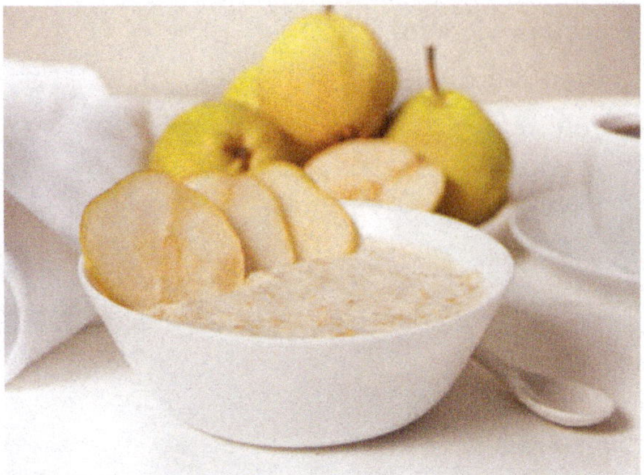

PANCAKES MIT KOKOS

ZUTATEN FÜR 2 PORTIONEN:

- 85 g Haferflocken, fein
- 100 ml Kokosmilch, fettreduziert
- 85 g Reismehl
- 1 ½ EL Maisstärke
- 1 ½ EL Kakao
- 1 EL Kokosöl
- 1 EL Kokosblütenzucker
- 1 TL Backpulver
- 1 Prise Salz

Zubereitungszeit: 15 Minuten

NÄHRWERTE PRO PORTION:

Kalorien: 516 kcal
Kohlenhydrate: 71 g
Eiweiß: 7 g
Fett: 19 g

ZUBEREITUNG:

1. Als erstes die Haferflocken zusammen mit Kokosmilch, Reismehl, Maisstärke, Kakao, Kokosblütenzucker, Backpulver und Salz in eine Schüssel geben und zu einem homogenen Teig verarbeiten.
2. Im Anschluss 1 EL Kokosöl in einer Pfanne erhitzen und den Teig mit einer Schöpfkelle in die Pfanne geben. Den Pancake von beiden Seiten goldgelb anbraten.
3. Mit dem übrigen Teig ebenso verfahren.

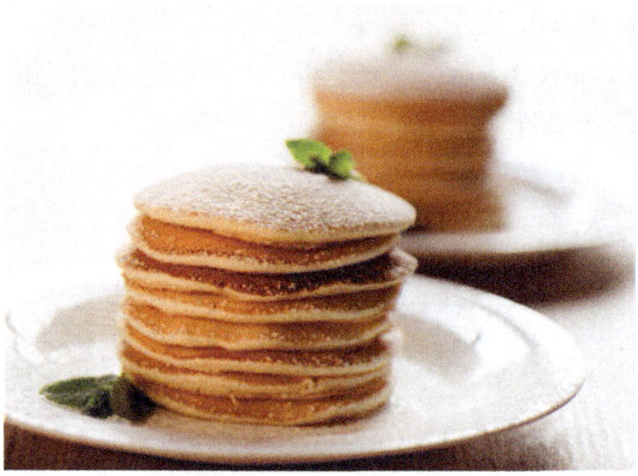

GRAPEFRUIT-MÜSLI

ZUTATEN FÜR 2 PORTIONEN:

- 8 EL Haferflocken
- 2 EL Sanddornsaft
- 2 rosa Grapefruits
- 400 ml Sojamilch

Zubereitungszeit: 5 Minuten

NÄHRWERTE PRO PORTION:

Kalorien: 174 kcal
Kohlenhydrate: 24 g
Eiweiß: 9 g
Fett: 5 g

ZUBEREITUNG:

1. Zunächst die Grapefruits schälen und filetieren.
2. Die Sojamilch zusammen mit dem Sanddornsaft und den Grapefruitfilets in eine Schüssel geben, vermischen und mit den Haferflocken vermengen.

FITNESS-MÜSLI

ZUTATEN FÜR 2 PORTIONEN:

- 300 g Sojajoghurt
- 1 Apfel
- 1 Banane
- 1 EL Walnüsse, gehackt
- 2 EL Haferflocken
- 2 TL Agavendicksaft

Zubereitungszeit: 5 Minuten

NÄHRWERTE PRO PORTION:

Kalorien: 266 kcal
Kohlenhydrate: 45 g
Eiweiß: 7 g
Fett: 6 g

ZUBEREITUNG:

1. Zuerst die Banane von der Schale befreien und in kleine Stücke schneiden. Den Apfel über einer Küchenreibe fein raspeln.
2. Anschließend das Obst mit den restlichen Zutaten in eine Schüssel geben und gut vermengen.
3. Das Müsli mit dem Agavendicksaft verrühren und genießen.

JOGHURT-BEEREN-MÜSLI

ZUTATEN FÜR 2 PORTIONEN:

- 50 g Heidelbeeren
- 50 g Brombeeren
- 50 g Himbeeren
- 50 g Johannisbeeren
- 300 g Sojajoghurt
- 60 g Haferflocken
- 2 EL Dinkelkleie
- 2 EL Leinsamen

Zubereitungszeit: 5 Minuten

NÄHRWERTE PRO PORTION:

Kalorien: 367 kcal
Kohlenhydrate: 52 g
Eiweiß: 13 g
Fett: 9 g

ZUBEREITUNG:

1. Zunächst die Leinsamen unter fließendem Wasser abspülen und zusammen mit Sojajoghurt, Haferflocken und Dinkelkleien in eine Schüssel geben. Alles gut vermischen.
2. Anschließend die Beeren waschen, trockentupfen und auf dem Müsli verziert genießen.

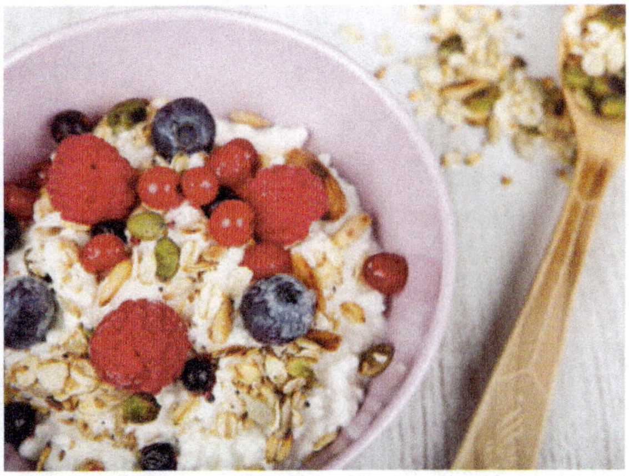

JOGHURT MIT ERDBEEREN UND PISTAZIEN

ZUTATEN FÜR 2 PORTIONEN:

- 200 g Sojajoghurt
- 1 EL Pistazien, gehackt
- 150 g Erdbeeren

Zubereitungszeit: 5 Minuten

NÄHRWERTE PRO PORTION:

Kalorien: 153 kcal
Kohlenhydrate: 22 g
Eiweiß: 5 g
Fett: 5 g

ZUBEREITUNG:

1. Die Erdbeeren waschen, vom Grün befreien und in kleine Stücke schneiden.
2. In einer Schüssel den Joghurt mit den Erdbeeren vermengen.
3. Den Joghurt in zwei kleine Schüsseln verteilen und mit den gehackten Pistazien bestreuen.

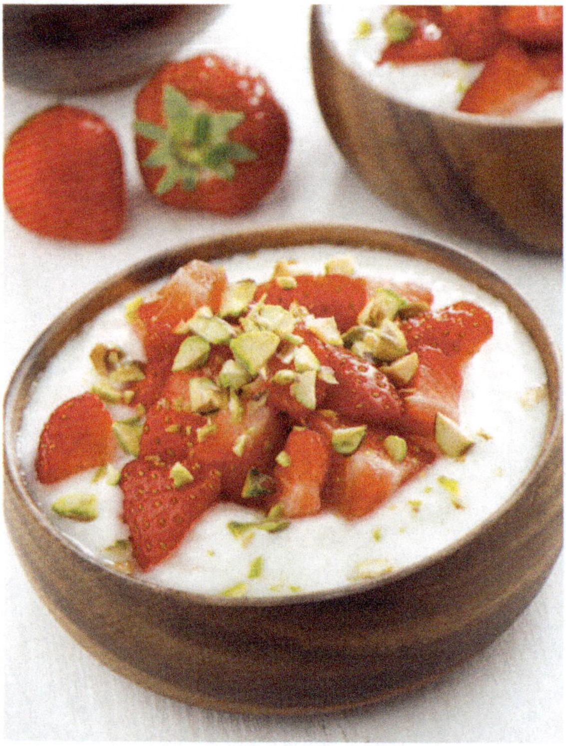

SCHOKO-OATS

ZUTATEN FÜR 2 PORTIONEN:

- 600 ml Wasser
- 400 ml Mandelmilch
- 1 Banane
- 4 EL Haferflocken
- 60 g ungesüßter Kakao
- 1 EL Vanille

Zubereitungszeit: 15 Minuten

NÄHRWERTE PRO PORTION:

Kalorien: 294 kcal
Kohlenhydrate: 48 g
Eiweiß: 16 g
Fett: 14 g

ZUBEREITUNG:

1. Zunächst das Wasser mit der Mandelmilch in einem Topf zum Kochen bringen.
2. Haferflocken, Kakao und Vanille hinzugeben, ca. 5 Minuten quellen lassen und in eine Schüssel geben.
3. Im Anschluss die Banane schälen und in Scheiben auf dem Oatmeal verteilen. Kurz quellen lassen oder bis zum Verzehr im Kühlschrank lagern.

FRÜHSTÜCKSREIS

ZUTATEN FÜR 2 PORTIONEN:

- 500 ml Mandelmilch
- 100 g Rundkornreis
- 2 EL Agavendicksaft
- 2 EL Kurkuma, gemahlen
- 1 TL Zimt
- 40 g Cashewkerne, gehackt
- 40 g Rosinen
- 40 g getrocknete Pflaumen

Zubereitungszeit: 20 Minuten

NÄHRWERTE PRO PORTION:

Kalorien: 378 kcal
Kohlenhydrate: 63 g
Eiweiß: 6 g
Fett: 10 g

ZUBEREITUNG:

1. Zunächst die Mandelmilch in einen Topf gießen und den Reis darin bissfest garen.
2. Anschließend vom Herd nehmen und abkühlen lassen.
3. Zum Schluss noch Kurkuma, Zimt und Agavendicksaft mit dem Reis vermengen und diesen zusammen mit den Cashewkernen, Rosinen und Pflaumen garnieren.

APFELBREI

ZUTATEN FÜR 2 PORTIONEN:

- 400 ml Wasser
- 200 g Haferflocken
- 60 g Rosinen
- 2 Pck. Vanillezucker
- 2 Äpfel
- 1 Prise Zimtpulver
- Etwas Ahornsirup
- 1 Prise Kardamompulver

Zubereitungszeit: 15 Minuten

NÄHRWERTE PRO PORTION:

Kalorien: 273 kcal
Kohlenhydrate: 51 g
Eiweiß: 7 g
Fett: 4 g

ZUBEREITUNG:

1. Als erstes die Äpfel waschen, entkernen und in Würfel schneiden.
2. Im Anschluss das Wasser in einen Topf gießen und Rosinen, Vanillezucker und Kardamom hineingeben. Alles für 2 Minuten köcheln.
3. Danach die Apfelwürfel in den Topf geben und weiter köcheln lassen, bis diese weich sind.
4. Nun die Haferflocken ebenfalls in den Topf schütten und alles zusammen unter ständigem Rühren zu einem Brei einkochen lassen.
5. Den Apfelbrei in einen Teller geben und mit Zimt und Ahornsirup abschmecken.

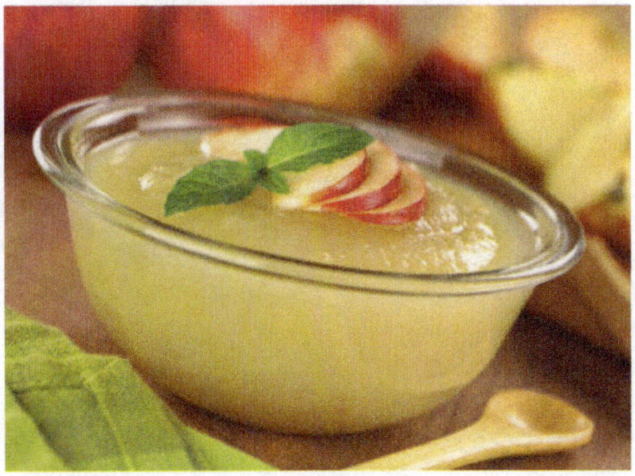

BANANEN-KAROTTEN-BREI

ZUTATEN FÜR 2 PORTIONEN:

- 2 Bananen
- 2 Karotten
- 2 Äpfel
- 1 Handvoll Mandeln
- Einige Rosinen

Zubereitungszeit: 5 Minuten

NÄHRWERTE PRO PORTION:

Kalorien: 266 kcal
Kohlenhydrate: 50 g
Eiweiß: 4 g
Fett: 4 g

ZUBEREITUNG:

1. Zunächst die Bananen schälen und in Scheiben schneiden.
2. Anschließend die Karotten schälen und zerkleinern. Die Äpfel schälen und in Würfel schneiden.
3. Nun alles zusammen in eine Schüssel geben, Mandeln und Rosinen hinzufügen und mit einem Stabmixer pürieren.
4. Den Brei auf einem Teller anrichten und genießen.

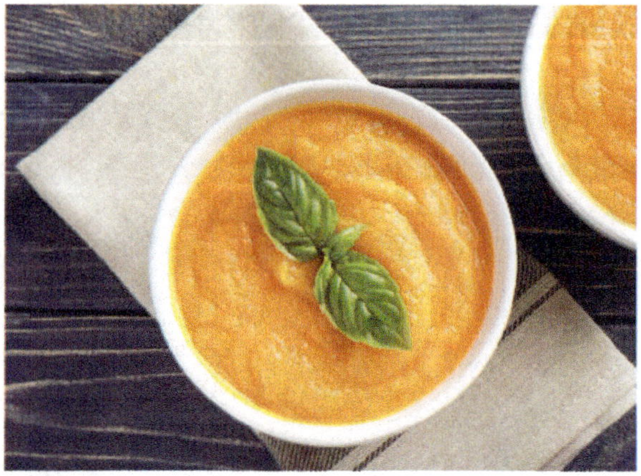

SALATE

PAPRIKASALAT MIT ZWIEBELN

ZUTATEN FÜR 2 PORTIONEN:

- 1 Paprika
- 2 Tomaten
- ½ Salatgurke
- ½ Zwiebel
- 2 EL Olivenöl
- 1 EL Zitronensaft
- ½ TL Knoblauchpulver
- 2 EL Petersilie
- Salz und Pfeffer

Zubereitungszeit: 15 Minuten

NÄHRWERTE PRO PORTION:

Kalorien: 193 kcal
Kohlenhydrate: 10 g
Eiweiß: 3 g
Fett: 15 g

ZUBEREITUNG:

1. Als erstes die Paprika waschen, entkernen und in Streifen schneiden. Die Gurke schälen und in Scheiben schneiden. Die Tomaten waschen und in Stücke schneiden. Die Zwiebel schälen, halbieren und in Ringe schneiden.
2. Paprika, Gurkenscheiben, Tomatenstücke und Zwiebel in eine Schüssel geben.
3. Nun Olivenöl und Zitronensaft in ein Rührgefäß geben und mit Petersilie, Knoblauch, Salz und Pfeffer abschmecken.
4. Das Dressing zum Salat geben und vermengen.

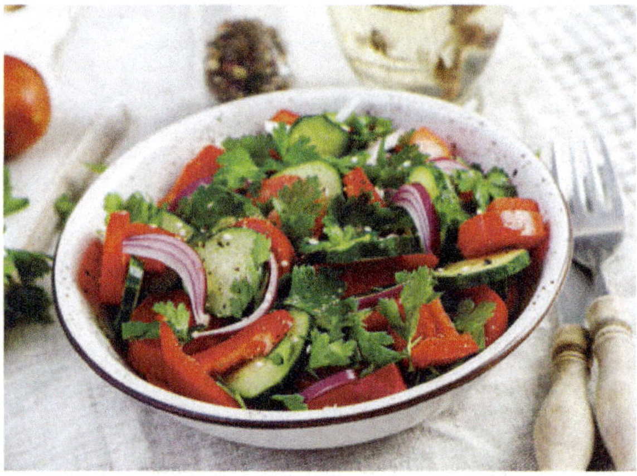

FENCHELSALAT

ZUTATEN FÜR 2 PORTIONEN:

- 1 Fenchel
- ½ Orange
- 2 EL Sesamöl
- 1 EL Sesam
- 1 TL Reisessig
- 1 Prise Salz

Zubereitungszeit: 30 Minuten

NÄHRWERTE PRO PORTION:

Kalorien: 201 kcal
Kohlenhydrate: 6 g
Eiweiß: 3 g
Fett: 16 g

ZUBEREITUNG:

1. Zunächst den Fenchel waschen und in Ringe schneiden.
2. Anschließend die Orange halbieren und auspressen, den Saft dabei auffangen.
3. Den Orangensaft zusammen mit Sesamöl, Sesam, Reisessig und Salz in eine Schüssel geben und vermengen.
4. Das Dressing über den Fenchel geben und den Salat für 20 Minuten marinieren lassen, bevor er serviert wird.

BLUMENKOHLSALAT

ZUTATEN FÜR 2 PORTIONEN:

- 1 Blumenkohl
- 50 g Tomate
- 50 g Gurke
- 1 Knoblauchzehe
- 2 Frühlingszwiebeln
- 2 EL Cashewkerne
- 1 EL Petersilie
- 1 EL Minze
- 1 EL Olivenöl
- Salz und Pfeffer

Zubereitungszeit: 15 Minuten

NÄHRWERTE PRO PORTION:

Kalorien: 213 kcal
Kohlenhydrate: 15 g
Eiweiß: 9 g
Fett: 13 g

ZUBEREITUNG:

1. Zunächst die Tomaten waschen und in Stücke schneiden. Die Gurke schälen und würfeln, die Frühlingszwiebeln waschen und in Ringe schneiden. Die Kräuter putzen und hacken. Den Knoblauch schälen und fein hacken. Den Blumenkohl fein reiben.
2. Nun alle Zutaten in eine Schüssel geben und gut mischen.
3. Auf Tellern anrichten und servieren.

BOHNEN-AVOCADO-SALAT

ZUTATEN FÜR 2 PORTIONEN:

- ½ Avocado
- 250 g Adzukibohnen
- 4 Kirschtomaten
- ½ Zwiebel
- ½ Limette
- 10 g Koriander
- ½ TL Chiliflocken
- Salz und Pfeffer

Zubereitungszeit: 15 Minuten

NÄHRWERTE PRO PORTION:

Kalorien: 543 kcal
Kohlenhydrate: 87 g
Eiweiß: 27 g
Fett: 10 g

ZUBEREITUNG:

1. Als erstes die Bohnen unter fließendem Wasser gründlich abspülen und in einem Sieb abtropfen lassen.
2. Anschließend die Zwiebel schälen, halbieren und würfeln. Die Tomaten waschen und halbieren. Den Koriander waschen und zupfen. Die Blätter hacken. Die Limette halbieren und auspressen.
3. Nun die Bohnen in eine Salatschüssel geben und mit Tomaten, Zwiebeln und Koriander vermengen.
4. Danach die Avocado halbieren, den Stein entfernen, das Fruchtfleisch mit einem Löffel herauslösen und würfeln.
5. Die Avocado-Würfel ebenfalls zum Salat geben und untermischen. Den Salat mit Salz, Pfeffer, Chiliflocken und Limettensaft abschmecken und servieren.

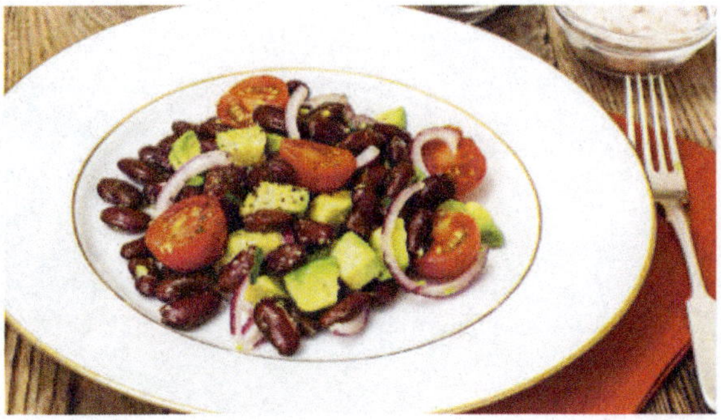

APFEL-SELLERIE-SALAT

ZUTATEN FÜR 2 PORTIONEN:

- 100 g Sellerie
- 1 ½ Äpfel
- 1 Schalotte
- 120 g Feldsalat
- 200 g Sojajoghurt
- 4 EL Walnüsse, gehackt und geröstet
- 2 EL Liebstöckel, gehackt
- 2 TL Apfelessig
- Salz und Pfeffer

Zubereitungszeit: 15 Minuten

NÄHRWERTE PRO PORTION:

Kalorien: 258 kcal
Kohlenhydrate: 31 g
Eiweiß: 8 g
Fett: 10 g

ZUBEREITUNG:

1. Zunächst den Sellerie waschen, den Strunk sowie die Schale entfernen und in Scheiben schneiden. Den Salat waschen und putzen. Die Schalotte schälen und fein hacken. Anschließend die Äpfel schälen, die Kerne entfernen und vierteln.
2. Nun Joghurt, Apfelessig und Liebstöckel in ein Rührgefäß geben und vermengen. Das Dressing mit Salz und Pfeffer abschmecken.
3. Sellerie, Apfel, Salat und Schalotte in eine Schüssel geben, mit dem Dressing anmachen und mit den Walnüssen bestreut servieren.

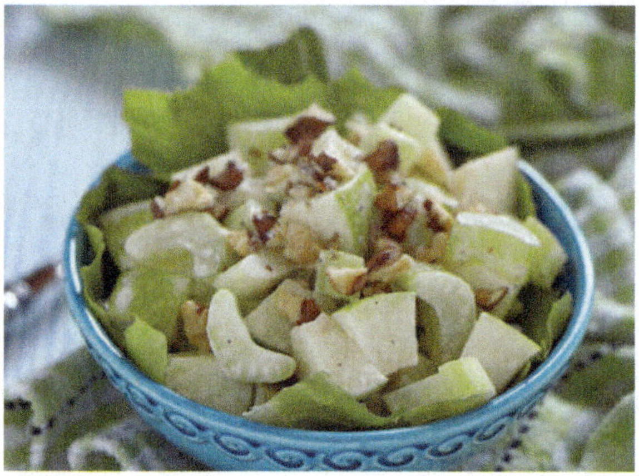

AVOCADO-TOMATEN-SALAT

ZUTATEN FÜR 2 PORTIONEN:

- 1 Avocado
- 2 Tomaten
- 1 Schalotte
- 100 g Mais
- 150 g Konjak-Nudeln, Fettuccine
- 1 EL Olivenöl
- 1 TL Balsamicoessig
- 1 TL Koriander
- 1 Prise Curry
- Salz und Pfeffer

Zubereitungszeit: 15 Minuten

NÄHRWERTE PRO PORTION:

Kalorien: 355 kcal
Kohlenhydrate: 20 g
Eiweiß: 5 g
Fett: 25 g

ZUBEREITUNG:

1. Als erstes die Fettuccine in Salzwasser nach Packungsangabe kochen.
2. Währenddessen die Schalotte schälen, halbieren und hacken. Die Avocado halbieren, den Stein entfernen und das Fruchtfleisch mit einem Löffel aushöhlen.
3. Die Tomaten vierteln, den Mais abschütten und alles zusammen mit den übrigen Zutaten in einer Schüssel vermengen.
4. Den Salat auf Tellern anrichten und genießen.

QUINOA-GEMÜSE-SALAT

ZUTATEN FÜR 2 PORTIONEN:

- 130 g Zucchini
- 70 g Quinoa
- 200 g Aubergine
- 3 EL Pflanzencreme
- 1 rote Paprika
- 2 EL gehackte Petersilie
- Etwas Zitronensaft
- Salz und Pfeffer

Zubereitungszeit: 30 Minuten

NÄHRWERTE PRO PORTION:

Kalorien: 207 kcal
Kohlenhydrate: 32 g
Eiweiß: 8 g
Fett: 4 g

ZUBEREITUNG:

1. Zunächst das Quinoa in ein Sieb geben und unter fließendem Wasser gründlichen waschen. 200 ml Salzwasser in einen Topf füllen und das Quinoa hinzugeben. Kurz aufkochen lassen, dann die Wärmezufuhr reduzieren und für 15 Minuten garen lassen. Anschließend vom Herd nehmen und auskühlen lassen.
2. Währenddessen das Gemüse putzen und kleinschneiden. Mit 2 EL Pflanzencreme vermengen und mit Salz und Pfeffer würzen.
3. Nun das Gemüse auf ein Backblech legen und im vorgeheizten Ofen bei 220°C für 15 Minuten backen.
4. Zum Schluss das Quinoa etwas auflockern und das Gemüse untermengen. Die restliche Pflanzencreme und die Petersilie hinzugeben und Salat mit Salz, Pfeffer und Zitronensaft abschmecken.

KOHLRABI-APFEL-SALAT

ZUTATEN FÜR 2 PORTIONEN:

- 1 Kohlrabi
- 1 Apfel
- ¼ Paprika
- 2 cm Ingwer, fein gerieben
- Saft einer halben Zitrone und zusätzlich 2 EL Zitronensaft
- 6 EL Hafersahne
- 2 EL Olivenöl
- 1 Bund Petersilie, fein gehackt

Zubereitungszeit: 15 Minuten

NÄHRWERTE PRO PORTION:

Kalorien: 247 kcal
Kohlenhydrate: 28 g
Eiweiß: 3 g
Fett: 24 g

ZUBEREITUNG:

1. Zunächst den Kohlrabi schälen. Anschließend den Apfel schälen und die Kerne entfernen. Alles fein reiben. Den Apfel mit dem Saft der halben Zitrone beträufeln, damit er nicht anläuft. Die Paprika waschen, entkernen und in kleine Stücke schneiden.
2. Aus 2 EL Zitronensaft, Hafersahne, Olivenöl und Petersilie ein Dressing herstellen.
3. Die geriebenen Zutaten zusammen mit dem Ingwer in eine Schüssel geben und mit dem Dressing anmachen.

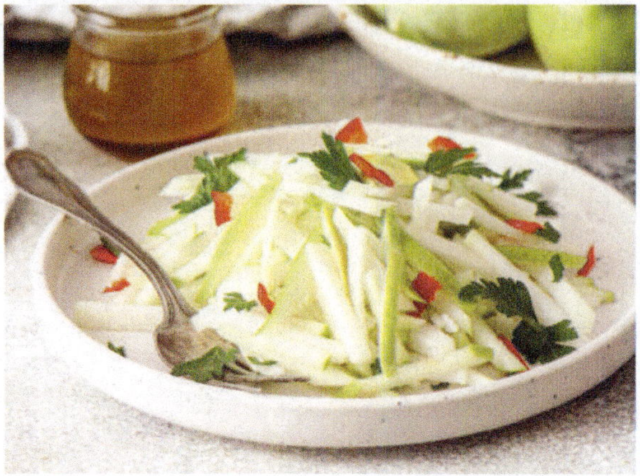

RUCOLA-SALAT MIT ERDBEEREN

ZUTATEN FÜR 2 PORTIONEN:

- 50 g Rucola
- 200 g Erdbeeren
- 6 Blätter Basilikum
- 2 EL Orangensaft
- 1 EL Apfelessig, naturtrüb
- 1 EL Traubenkernöl
- 1 Prise Kokosblütenzucker
- 2 EL Pinienkerne
- Salz und Pfeffer

Zubereitungszeit: 10 Minuten

NÄHRWERTE PRO PORTION:

Kalorien: 147 kcal
Kohlenhydrate: 12 g
Eiweiß: 5 g
Fett: 9 g

ZUBEREITUNG:

1. Als erstes die Erdbeeren gründlich waschen, das Grün entfernen und in Scheiben schneiden.
2. Anschließend die groben Stiele des Rucola entfernen und den Rest putzen und trockenschleudern.
3. Die Pinienkerne in einer Pfanne rösten.
4. Nun aus Orangensaft, Apfelessig, Zucker, Traubenkernöl, Salz und Pfeffer ein Dressing herstellen.
5. Rucola und Erdbeeren zusammen mit dem Basilikum in einer Schüssel anrichten und mit dem Dressing anmachen.

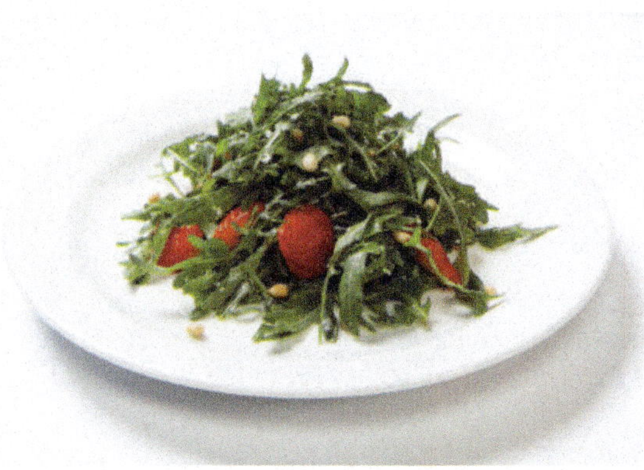

PAK CHOI-PAPAYA-SALAT

ZUTATEN FÜR 2 PORTIONEN:

- 100 g Pak Choi
- 60 g Papaya
- 1 Schalotte
- 2 Radieschen
- ½ Paprika, gelb
- 2 EL Limettensaft
- 2 EL Sesamöl
- 2 EL Sesam, geröstet
- 1 TL Zucker

Zubereitungszeit: 10 Minuten

NÄHRWERTE PRO PORTION:

Kalorien: 257 kcal
Kohlenhydrate: 8 g
Eiweiß: 5 g
Fett: 22 g

ZUBEREITUNG:

1. Den Pak Choi waschen und in mundgerechte Stücke schneiden. Die Schalotte schälen, halbieren und fein hacken. Die Papaya waschen und klein schneiden. Die Radieschen waschen und in Scheiben schneiden. Die Paprika waschen, entkernen und in Streifen schneiden.
2. Alles zusammen in eine Schüssel geben und vermengen.
3. Limettensaft, Sesamöl, Sesam und Zucker vermengen und das Dressing über den Salat geben.

KARTOFFEL-BROKKOLI-SALAT

ZUTATEN FÜR 2 PORTIONEN:

- 300 g Brokkoli
- 650 g Kartoffeln, festkochend
- 1 EL veganer Kräuterfrischkäse
- 4 EL Weißweinessig
- 1 EL Weizenkeimöl
- 2 EL veganer Sauerrahm
- Salz und Pfeffer

Zubereitungszeit: 25 Minuten

NÄHRWERTE PRO PORTION:

Kalorien: 376 kcal
Kohlenhydrate: 64 g
Eiweiß: 12 g
Fett: 6 g

ZUBEREITUNG:

1. Zunächst den Brokkoli waschen, in Röschen teilen und in einem Topf mit gesalzenem Wasser bissfest garen. Die Kartoffeln ebenfalls kochen. Anschließend pellen und in Scheiben schneiden.
2. Aus Essig, Öl, Sauerrahm, Frischkäse, Salz und Pfeffer ein Dressing herstellen und über Brokkoli und Kartoffeln geben.

LINSEN-TOMATEN-SALAT

ZUTATEN FÜR 2 PORTIONEN:

- 100 g Linsen
- 4 Kirschtomaten
- 1 Knoblauchzehe
- 1 Zwiebel
- 1 Handvoll Babyspinat
- 300 ml Gemüsebrühe
- 1 EL Zitronensaft
- 2 EL Olivenöl
- Salz und Pfeffer
- 1 TL Petersilie, gehackt

Zubereitungszeit: 15 Minuten

NÄHRWERTE PRO PORTION:

Kalorien: 337 kcal
Kohlenhydrate: 29 g
Eiweiß: 17 g
Fett: 15 g

ZUBEREITUNG:

1. Zunächst die Gemüsebrühe in einen Topf geben und die Linsen darin 10 Minuten kochen.
2. Währenddessen die Tomaten waschen und in Stücke schneiden.
3. Die Zwiebel schälen, halbieren und in feine Ringe schneiden. Den Knoblauch schälen und fein hacken. Beides zusammen mit Zitronensaft, Öl, Salz und Pfeffer in eine Schüssel geben und zu einem Dressing verrühren.
4. Die Linsen in eine Schüssel geben und abkühlen lassen.
5. Anschließend den Spinat putzen, mit den Tomaten zu den Linsen geben, mit dem Dressing und etwas Gemüsebrühe übergießen und gut vermengen.
6. Zum Schluss mit der Petersilie garnieren.

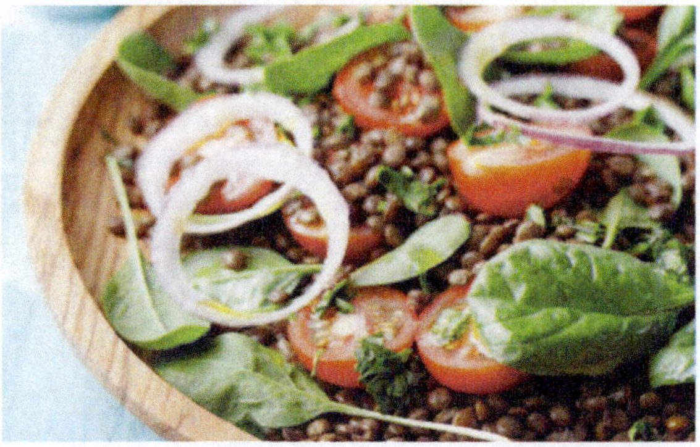

COUSCOUS-SALAT

ZUTATEN FÜR 2 PORTIONEN:

- 80 g Couscous
- 1 Tomate
- ½ Limette
- ¼ Salatgurke
- ½ Knoblauchzehe
- 2 EL Minze
- 1 TL Olivenöl

Zubereitungszeit: 20 Minuten

NÄHRWERTE PRO PORTION:

Kalorien: 174 kcal
Kohlenhydrate: 30 g
Eiweiß: 5 g
Fett: 3 g

ZUBEREITUNG:

1. Zunächst den Couscous nach Packungsanweisung zubereiten.
2. Währenddessen die Gurke waschen und fein reiben. Den Knoblauch schälen und fein hacken. Die Tomate waschen und in Stücke schneiden. Die Limette halbieren und auspressen. Den Saft dabei auffangen.
3. Anschließend die Tomate zusammen mit Limettensaft, Gurke und Knoblauch in eine Schüssel geben, vermengen und abschmecken.
4. Diese Mischung und etwas Olivenöl unter den Couscous heben und kurz ziehen lassen.
5. Anschließend mit der Minze bestreuen, auf Tellern anrichten und genießen.

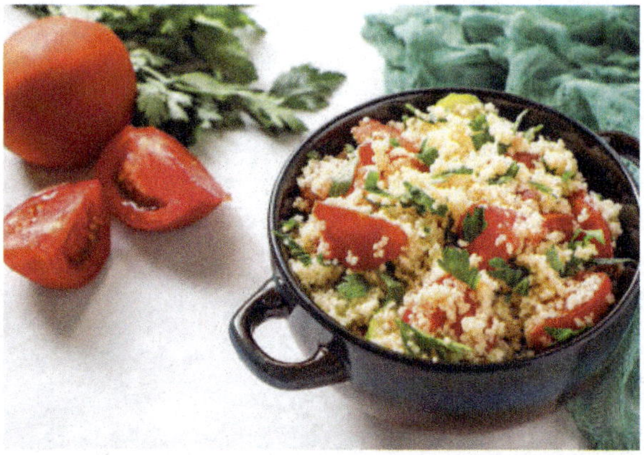

HERZHAFTER FRUCHTSALAT

ZUTATEN FÜR 2 PORTIONEN:

- 60 g Honigmelone
- 60 g Ananas
- 60 g Mango
- ½ Apfel
- 20 g Spinat
- 2 EL Reisessig
- 1 EL Kokosöl
- 2 EL Zitronenmelisse
- 1 EL Sojasauce
- 1 Msp. Cayenne-Pfeffer

Zubereitungszeit: 10 Minuten

NÄHRWERTE PRO PORTION:

Kalorien: 86 kcal
Kohlenhydrate: 15 g
Eiweiß: 2 g
Fett: 2 g

ZUBEREITUNG:

1. Die Melone und Ananas schälen und in Stücke schneiden. Die Mango schälen, entkernen und ebenfalls stückeln. Den Apfel schälen, entkernen und in Würfel schneiden. Den Spinat gut waschen und in mundgerechte Stücke schneiden.
2. Alles zusammen in eine Schüssel geben und vermengen.
3. Reisessig, Kokosöl, Zitronenmelisse, Sojasauce und Cayenne-Pfeffer in ein Rührgefäß geben und vermengen.
4. Das Dressing über den Salat geben und servieren.

CHAMPIGNONSALAT

ZUTATEN FÜR 2 PORTIONEN:

- 250 g Champignons
- 1 TL Zitronensaft
- 2 EL Olivenöl
- 1 EL frische Kräuter, gehackt
- Salz und Pfeffer

Zubereitungszeit: 5 Minuten

NÄHRWERTE PRO PORTION:

Kalorien: 149 kcal
Kohlenhydrate: 1 g
Eiweiß: 4 g
Fett: 14 g

ZUBEREITUNG:

1. Zuerst die Champignons putzen und in Scheiben schneiden.
2. Aus Zitronensaft, Olivenöl, Salz und Pfeffer ein Dressing herstellen und dieses über die Champignons geben.
3. Zum Schluss mit Salz und Pfeffer abschmecken und mit den Kräutern garnieren.

REISSALAT

ZUTATEN FÜR 2 PORTIONEN:

- 150 g Reis
- 60 g grüne Bohnen
- 1 kl. Dose (200 g) Kidneybohnen
- 1 Mango
- 1 Bund Petersilie
- 1 Zwiebel
- 1 Zitrone
- 2 EL Olivenöl
- 2 Kardamomkapseln

Zubereitungszeit: 30 Minuten

NÄHRWERTE PRO PORTION:

Kalorien: 437 kcal
Kohlenhydrate: 57 g
Eiweiß: 11 g
Fett: 16 g

ZUBEREITUNG:

1. Zuerst die grünen Bohnen waschen und kleinschneiden. In einem Topf mit Wasser die Bohnen bissfest garen.
2. In der Zwischenzeit den Reis in einen zweiten Topf mit Wasser geben und auch diesen garen lassen.
3. Währenddessen die Mango schälen und kleinschneiden. Die Petersilie putzen und kleinhacken. Die Kidneybohnen gründlich waschen. Den Kardamom aus der Kapsel holen und fein mörsern. Alles gut vermengen.
4. Nun die Zwiebel schälen, halbieren und würfeln. Das Öl in einer Pfanne erhitzen und die Zwiebel darin andünsten.
5. Die Zitrone halbieren und den Saft auspressen. Nun Zitronensaft, Zwiebeln und Olivenöl in den Mixer geben und pürieren.
6. Reis und Bohnen zu den restlichen Zutaten in die Schüssel geben und mit dem Zwiebeldressing vermengen.

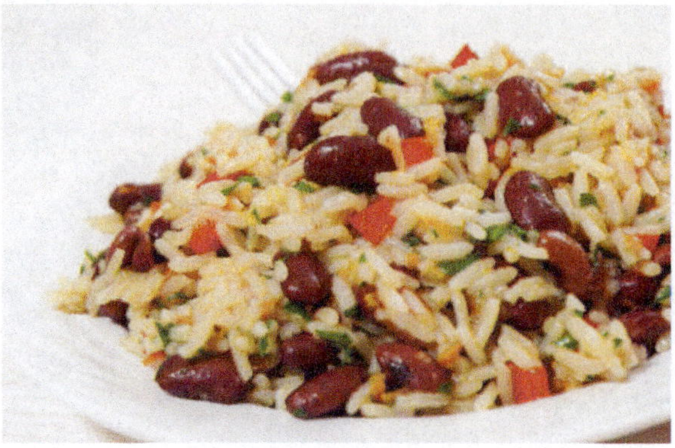

SPARGELSALAT

ZUTATEN FÜR 2 PORTIONEN:

- 100 g Spargel, grün
- 100 g Spargel, weiß
- 120 g grüner Salat
- 100 g Erdbeeren
- 1 EL vegane Margarine
- 1 EL Olivenöl
- 1 EL Apfelessig
- Salz und Pfeffer

Zubereitungszeit: 15 Minuten

NÄHRWERTE PRO PORTION:

Kalorien: 143 kcal
Kohlenhydrate: 6 g
Eiweiß: 3 g
Fett: 11 g

ZUBEREITUNG:

1. Zunächst den Spargel putzen und kleinschneiden.
2. Den Salat waschen und zupfen. Die Erdbeeren waschen und in Scheiben schneiden.
3. Margarine in einer Pfanne erhitzen und den Spargel darin anbraten.
4. Den Salat auf Tellern anrichten, mit Spargel und Erdbeeren garnieren und mit Salz, Pfeffer, Apfelessig und Olivenöl verfeinern.

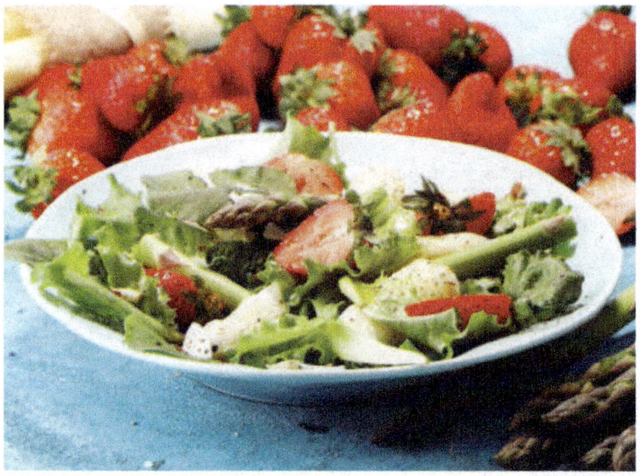

SOMMERLICHER ZUCCHINISALAT

ZUTATEN FÜR 2 PORTIONEN:

- 1 Zucchini
- 100 g Erdbeeren
- ½ Bund Kerbel
- 2 EL Olivenöl
- 2 EL Apfelsaft
- Salz und Pfeffer

Zubereitungszeit: 20 Minuten

NÄHRWERTE PRO PORTION:

Kalorien: 174 kcal
Kohlenhydrate: 7 g
Eiweiß: 3 g
Fett: 15 g

ZUBEREITUNG:

1. Zunächst die Zucchini waschen, die Enden abschneiden und in Scheiben schneiden. Die Erdbeeren waschen, das Grün entfernen und ebenfalls in dünne Scheiben schneiden.
2. Nun das Wasser in einen Topf füllen, mit Salz etwas würzen und zum Kochen bringen. Sobald das Wasser kocht, die Zucchinischeiben hineingeben und für eine Minute kochen.
3. Anschließend abgießen und kalt abschrecken.
4. Danach die Zucchini- und Erdbeerscheiben auf einem Teller ansprechend auslegen.
5. Apfelsaft, Öl, Salz und Pfeffer in ein hohes Rührgefäß geben und zu einem Dressing verrühren. Mit diesem Dressing Zucchini und Erdbeeren beträufeln.
6. Zum Schluss noch den Kerbel waschen, fein hacken und den Salat damit garnieren.

SUPPEN

MÖHREN-INGWER-SUPPE

ZUTATEN FÜR 2 PORTIONEN:

- 2 Zwiebeln
- 2 Möhren
- 1 Msp. Ingwer, gerieben
- 1 Msp. Chilipulver
- 1 Msp. Paprikapulver
- 1 EL Distelöl
- 60 ml Weißwein, lieblich
- 400 ml Gemüsebrühe
- 1 Prise Nelkenpulver
- Etwas Salz

Zubereitungszeit: 15 Minuten

NÄHRWERTE PRO PORTION:

Kalorien: 181 kcal
Kohlenhydrate: 16 g
Eiweiß: 4 g
Fett: 8 g

ZUBEREITUNG:

1. Zunächst die Möhren schälen und in Scheiben schneiden. Die Zwiebeln schälen, halbieren und fein würfeln.
2. Öl in einem Topf erhitzen und Möhren sowie Zwiebeln darin andünsten.
3. Ingwer, Chili- und Paprikapulver hinzugeben und verrühren.
4. Alles mit Weißwein ablöschen und die Gemüsebrühe eingießen.
5. Die Suppe für 5 Minuten kochen lassen und zum Schluss mit Salz und Nelkenpulver abschmecken, mit einem Pürierstab pürieren und in Tellern anrichten.

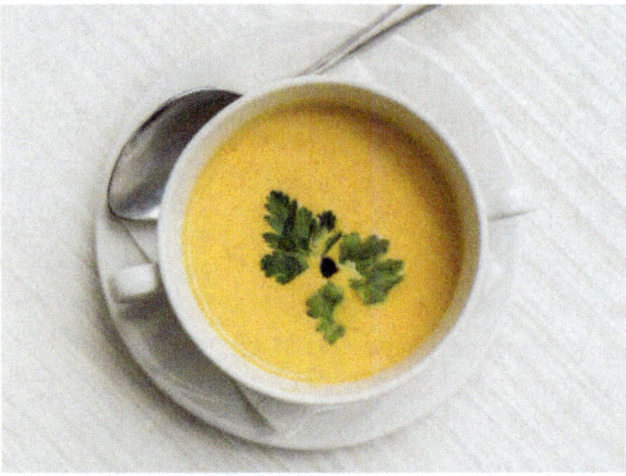

KARTOFFELSUPPE MIT TOFU

ZUTATEN FÜR 2 PORTIONEN:

- 100 g Kartoffeln
- 1 Zwiebel
- 1 Knoblauchzehe
- 50 g Räuchertofu
- 200 ml Gemüsebrühe
- 1 EL Petersilie
- 2 EL Olivenöl
- 1 Prise Paprikapulver, rosenscharf
- Salz und Pfeffer

Zubereitungszeit: 15 Minuten, Kochzeit: 20 Minuten

NÄHRWERTE PRO PORTION:

Kalorien: 245 kcal
Kohlenhydrate: 14 g
Eiweiß: 7 g
Fett: 17 g

ZUBEREITUNG:

1. Zunächst die Zwiebel schälen, halbieren und klein würfeln. Den Knoblauch schälen und fein hacken. Die Kartoffeln schälen und in mundgerechte Stücke schneiden.
2. Anschließend 1 EL Olivenöl in einem Topf erhitzen und Kartoffeln, Zwiebeln und Knoblauch darin andünsten.
3. Alles mit Paprika, Salz und Pfeffer würzen und mit der Gemüsebrühe ablöschen.
4. Die Suppe zum Kochen bringen und 20 Minuten kochen lassen.
5. Währenddessen den Tofu in Würfel schneiden.
6. Das restliche Olivenöl in einer Pfanne erhitzen und den Tofu darin braten.
7. Die Suppe zum Schluss grob mit einem Stabmixer pürieren, den Tofu hinzugeben und mit der Petersilie garniert servieren.

KARTOFFEL-MÖHREN-CREMESUPPE

ZUTATEN FÜR 2 PORTIONEN:

- 2 Kartoffeln
- 2 Zwiebeln
- 4 Möhren
- 2 EL veganer Sauerrahm
- 500 ml Gemüsebrühe
- 2 EL Petersilie, gehackt
- 1 Prise Pfeffer

Zubereitungszeit: 10 Minuten,
Garzeit: 20 Minuten

NÄHRWERTE PRO PORTION:

Kalorien: 228 kcal
Kohlenhydrate: 36 g
Eiweiß: 7 g
Fett: 4 g

ZUBEREITUNG:

1. Zuerst die Kartoffeln schälen und würfeln. Die Zwiebeln schälen, halbieren und hacken. Die Möhren schälen und in Scheiben schneiden.
2. Anschließend die Brühe in einen Topf füllen und Zwiebeln, Kartoffel und Möhren hineingeben. Alles so lange kochen, bis das Gemüse bissfest gegart ist.
3. Danach die Suppe mit einem Stabmixer pürieren und mit Pfeffer abschmecken. Den Sauerrahm einrühren und mit der Petersilie bestreuen.

BLUMENKOHLSUPPE

ZUTATEN FÜR 2 PORTIONEN:

- 200 g Blumenkohl
- 2 Zwiebeln
- 400 ml Gemüsebrühe
- 2 EL Reisessig
- 1 EL Mandelöl
- 1 Prise Ingwerpulver
- 1 Prise Cayenne-Pfeffer
- 1 TL Lavendelblüten, getrocknet
- Etwas Schnittlauch
- Salz und Pfeffer

Zubereitungszeit: 15 Minuten

NÄHRWERTE PRO PORTION:

Kalorien: 162 kcal
Kohlenhydrate: 13 g
Eiweiß: 5 g
Fett: 8 g

ZUBEREITUNG:

1. Zunächst den Blumenkohl in Röschen teilen. Die Zwiebeln schälen, halbieren und hacken.
2. Öl in einem Topf erhitzen und Zwiebeln und Blumenkohl darin anbraten.
3. Mit der Brühe ablöschen und den Essig hinzugeben.
4. Die Suppe mit Lavendelblüten, Ingwer, Cayenne-Pfeffer, Salz und Pfeffer würzen und für 6 Minuten kochen.
5. Auf Tellern anrichten, mit dem Schnittlauch bestreuen und genießen.

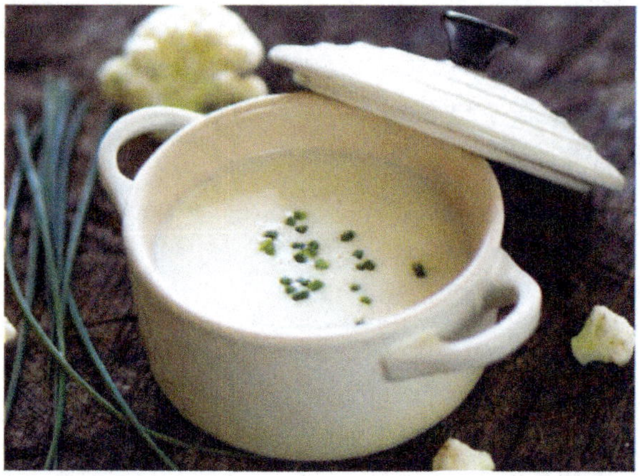

GURKENSÜPPCHEN

ZUTATEN FÜR 2 PORTIONEN:

- 2 Gurken
- 200 g Sojajoghurt
- 200 ml Gemüsebrühe
- ½ Bund Dill
- ½ Bund Petersilie
- Salz und Pfeffer

Zubereitungszeit: 10 Minuten, Ruhezeit: 20 Minuten

NÄHRWERTE PRO PORTION:

Kalorien: 154 kcal
Kohlenhydrate: 25 g
Eiweiß: 7 g
Fett: 3 g

ZUBEREITUNG:

1. Zunächst die Gurken waschen, die Enden abschneiden, den Rest halbieren und die Kerne mit einem Teelöffel herauskratzen.
2. Danach die Gurken in Würfel schneiden. Im Anschluss Dill und Petersilie gründlich putzen und fein hacken.
3. Nun die gehackten Kräuter zusammen mit den Gurkenwürfeln, dem Sojajoghurt und der Gemüsebrühe in einen Mixer geben und fein pürieren. Vorher ein paar Kräuter und Gurkenstücke als Garnitur für später beiseitelegen.
4. Das pürierte Gurkensüppchen mit Salz und Pfeffer abschmecken, die zur Seite gelegten Gurkenstücke hineingeben und für 20 Minuten in den Kühlschrank stellen.
5. Vor dem Servieren die Suppe in Tellern anrichten und mit den Kräutern bestreuen.

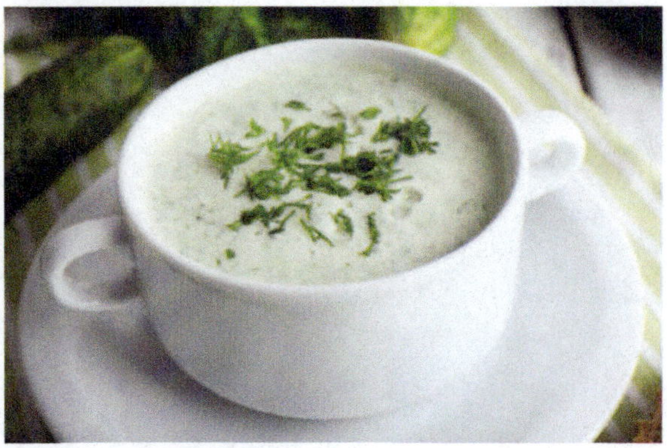

BÄRLAUCHSUPPE

ZUTATEN FÜR 2 PORTIONEN:

- 40 g Bärlauch
- 40 g Erbsen
- 300 ml Gemüsebrühe
- 100 ml Mandelmilch
- 2 Salbeiblätter
- 1 Prise Natron
- Etwas Limettenabrieb
- Salz und Pfeffer

Zubereitungszeit: 5 Minuten,
Kochzeit: 8 Minuten

NÄHRWERTE PRO PORTION:

Kalorien: 43 kcal
Kohlenhydrate: 7 g
Eiweiß: 3 g
Fett: 1 g

ZUBEREITUNG:

1. Zuerst den Bärlauch putzen und kleinschneiden. Diesen zusammen mit allen weiteren Zutaten in einen Topf geben und für 8 Minuten kochen.
2. Die Suppe zum Schluss pürieren und anrichten.

SÜSSE BROKKOLISUPPE

ZUTATEN FÜR 2 PORTIONEN:

- 160 g Brokkoli
- 1 Birne
- 400 ml Gemüsebrühe
- 2 EL Sojajoghurt
- 2 EL Mandelblättchen
- 1 TL Haselnussöl
- 1 Prise Natron
- 1 Prise Kreuzkümmel, gemahlen
- Salz und Pfeffer

Zubereitungszeit: 15 Minuten

NÄHRWERTE PRO PORTION:

Kalorien: 176 kcal
Kohlenhydrate: 17 g
Eiweiß: 7 g
Fett: 9 g

ZUBEREITUNG:

1. Zunächst den Brokkoli in Röschen teilen. Die Birne schälen, entkernen und in Stücke schneiden.
2. Öl in einer Pfanne erhitzen und die Birnenstücke darin anbraten. Die Brokkoli-Röschen hinzugeben und mitbraten. Alles mit der Brühe ablöschen.
3. Nun das Natron hinzugeben und die Suppe für 7 Minuten kochen lassen.
4. Mit Kreuzkümmel, Salz und Pfeffer abschmecken und anschließend die Suppe mit dem Stabmixer pürieren.
5. Die Suppe auf Tellern anrichten und mit einem Klecks Sojajoghurt sowie ein paar Mandelblättchen garnieren.

TOPINAMBURSUPPE

ZUTATEN FÜR 2 PORTIONEN:

- 160 g Topinambur
- 2 Lorbeerblätter
- 400 ml Gemüsebrühe
- 60 ml Weißwein
- 2 EL Walnüsse, geröstet und gehackt
- 2 EL Liebstöckel, gehackt
- 1 EL Walnussöl
- 1 Prise Muskat, gemahlen
- Salz und Pfeffer

Zubereitungszeit: 10 Minuten, Kochzeit: 10 Minuten

NÄHRWERTE PRO PORTION:

Kalorien: 264 kcal
Kohlenhydrate: 22 g
Eiweiß: 5 g
Fett: 12 g

ZUBEREITUNG:

1. Zunächst die Topinambur waschen und in Stücke schneiden.
2. Im Anschluss das Öl in einem Topf erhitzen und die Topinambur darin anbraten. Mit der Gemüsebrühe ablöschen und den Weißwein hinzugießen.
3. Nun mit Salz, Pfeffer, Muskat und den Lorbeerblättern würzen und alles für 10 Minuten köcheln lassen.
4. Danach die Lorbeerblätter aus der Suppe entfernen und diese mit einem Stabmixer pürieren.
5. Auf Tellern anrichten und mit den gehackten Walnüssen und dem Liebstöckel garniert servieren.

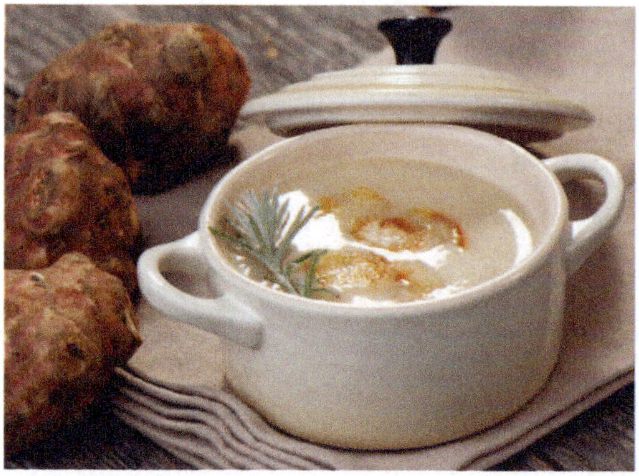

ORIENTALISCHE KÜRBISSUPPE

ZUTATEN FÜR 2 PORTIONEN:

- 200 g Kürbis
- 8 Weintrauben, kernlos
- 1 Schalotte
- Saft einer Zitrone
- 400 ml Gemüsebrühe
- 4 EL Kokosmilch, fettreduziert
- 1 EL Rapsöl
- 1 TL Traubenkernöl
- 2 EL Petersilie
- Salz und Pfeffer

Zubereitungszeit: 10 Minuten, Kochzeit: 8 Minuten

NÄHRWERTE PRO PORTION:

Kalorien: 188 kcal
Kohlenhydrate: 12 g
Eiweiß: 3 g
Fett: 14 g

ZUBEREITUNG:

1. Zunächst den Kürbis waschen und in Stücke schneiden. Die Schalotte schälen und hacken. Die Trauben waschen und vierteln.
2. Öl in einem Topf erhitzen und den Kürbis mit der Schalotte darin anbraten. Mit der Gemüsebrühe ablöschen und mit Kokosmilch und Zitronensaft auffüllen. Die Suppe 8 Minuten köcheln und anschließen mit Salz und Pfeffer abschmecken.
3. In einer Pfanne das Traubenkernöl erhitzen und die Trauben darin anrösten.
4. Die Suppe auf Tellern anrichten und mit Trauben garnieren. Mit Petersilie bestreuen.

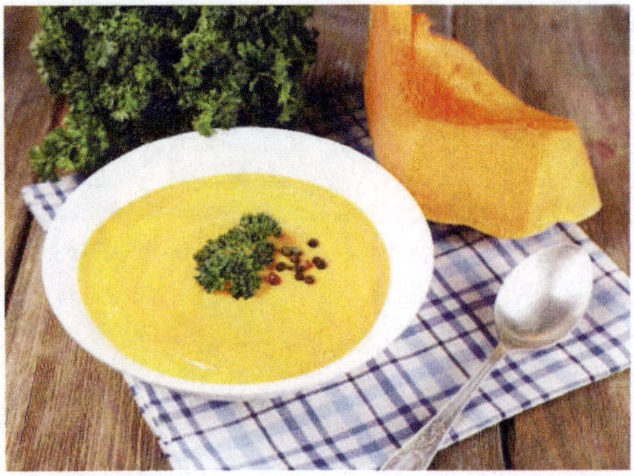

ZUCCHINICREMESUPPE

ZUTATEN FÜR 2 PORTIONEN:

- 2 Zucchini
- 1 Frühlingszwiebel
- 250 ml Gemüsebrühe
- 1 TL Sojaöl
- 1 EL veganer Sauerrahm
- Petersilie, gehackt
- Salz und Pfeffer

Zubereitungszeit: 15 Minuten, Kochzeit: 10 Minuten

NÄHRWERTE PRO PORTION:

Kalorien: 78 kcal
Kohlenhydrate: 5 g
Eiweiß: 3 g
Fett: 5 g

ZUBEREITUNG:

1. Als erstes die Zucchini waschen und in Würfel schneiden. Die Frühlingszwiebel putzen und fein hacken.
2. Im Anschluss das Öl in einem Topf erhitzen und die Zucchini zusammen mit den Frühlingszwiebeln darin andünsten. Mit der Gemüsebrühe ablöschen und aufkochen lassen. Bei niedriger Wärmezufuhr für 10 Minuten köcheln lassen.
3. Danach die Suppe mit einem Stabmixer pürieren. Den Sauerrahm einrühren, mit Salz und Pfeffer abschmecken und mit der Petersilie garniert servieren.

SOMMERSÜPPCHEN

ZUTATEN FÜR 2 PORTIONEN:

- 200 g grüner Spargel
- 4 Erdbeeren
- 2 Zwiebeln
- 300 ml Gemüsebrühe
- 40 ml Weißwein
- 100 ml Hafermilch
- 2 Lorbeerblätter
- 2 Chilischoten, rot
- Salz und Pfeffer

Zubereitungszeit: 15 Minuten, Kochzeit: 10 Minuten

NÄHRWERTE PRO PORTION:

Kalorien: 132 kcal
Kohlenhydrate: 17 g
Eiweiß: 5 g
Fett: 2 g

ZUBEREITUNG:

1. Zuerst den Spargel waschen und gegebenenfalls schälen. Anschließend in kleine Rauten schneiden. Die Zwiebeln schälen, halbieren und hacken.
2. Anschließend den Weißwein in einen Topf geben und Spargel und Zwiebeln hineingeben. Alles zum Kochen bringen.
3. Die Gemüsebrühe eingießen und die Lorbeerblätter hineinlegen. Alles für 6 Minuten köcheln lassen.
4. Die Suppe mit Salz und Pfeffer abschmecken.
5. Vor dem Pürieren die Lorbeerblätter herausnehmen und die Hafermilch einrühren.
6. Nun noch die Erdbeeren waschen, den Strunk entfernen und halbieren. Die Chilischoten hacken.
7. Erdbeeren und Chili in die Suppe geben und für weitere 2 Minuten bei niedriger Hitze köcheln lassen.
8. Die Suppe auf Tellern anrichten und genießen.

TOMATENSUPPE

ZUTATEN FÜR 2 PORTIONEN:

- 300 g stückige Tomaten aus der Dose
- 1 Stange Staudensellerie
- 1 Zwiebel
- 1 Bund Basilikum
- 100 ml Gemüsebrühe
- 1 EL Olivenöl
- 2 EL Balsamicoessig
- 2 Msp. Paprikapulver
- Salz und Pfeffer

Zubereitungszeit: 10 Minuten,
Kochzeit: 8 Minuten

NÄHRWERTE PRO PORTION:

Kalorien: 173 kcal
Kohlenhydrate: 19 g
Eiweiß: 5 g
Fett: 8 g

ZUBEREITUNG:

1. Zunächst die Zwiebel schälen, halbieren und hacken. Den Sellerie waschen und in kleine Stücke schneiden.
2. Im Anschluss das Öl in einem Topf erhitzen und Zwiebeln und Sellerie darin andünsten. Mit dem Paprikapulver würzen und mit Balsamico ablöschen.
3. Die stückigen Tomaten hinzugeben und mit der Gemüsebrühe aufgießen.
4. Dann die Suppe für 6 Minuten kochen lassen und zum Schluss mit Salz und Pfeffer abschmecken.
5. Nun das Basilikum hacken und in die Suppe geben. Für weitere 2 Minuten köcheln lassen, auf Tellern anrichten und servieren.

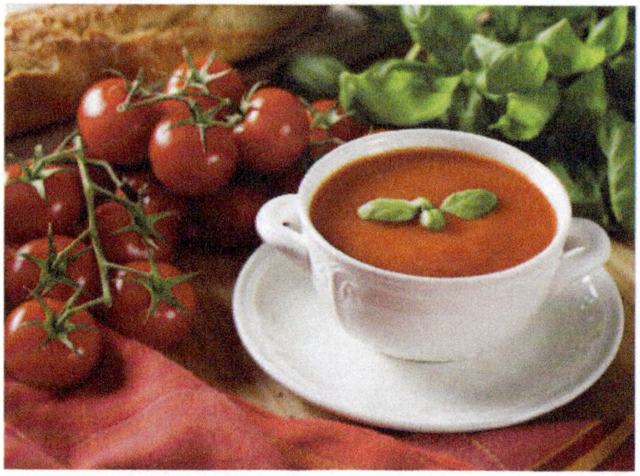

KAROTTENSUPPE

ZUTATEN FÜR 2 PORTIONEN:

- 250 g Karotten
- ½ Chilischote, gehackt
- ½ TL Ingwer, frisch und gehackt
- 75 ml Sojasahne
- 1 TL Gemüsebrühe
- 25 ml Mandelmilch
- 1 TL Kokosblütenzucker
- 1 TL Öl
- ½ Kästchen Kresse

Zubereitungszeit: 20 Minuten

NÄHRWERTE PRO PORTION:

Kalorien: 168 kcal
Kohlenhydrate: 14 g
Eiweiß: 3 g
Fett: 11 g

ZUBEREITUNG:

1. Als erstes die Karotten schälen und in Scheiben schneiden.
2. Im Anschluss Öl in einer Pfanne erhitzen, den Kokosblütenzucker hineingeben und karamellisieren lassen. Die Karotten hinzugeben und mit Wasser ablöschen. Alles so lange köcheln lassen, bis die Karotten bissfest gegart sind.
3. Danach alles in einen Mixer geben und pürieren. Zurück in den Topf füllen und Gemüsebrühe, Ingwer und Chilischote hinzugeben. Nochmals aufkochen lassen. Die Sahne einrühren und die fertige Suppe auf Tellern anrichten.
4. In einem Topf die Mandelmilch aufschäumen und den Schaum auf die Suppe geben. Diese mit der Kresse garnieren und servieren.

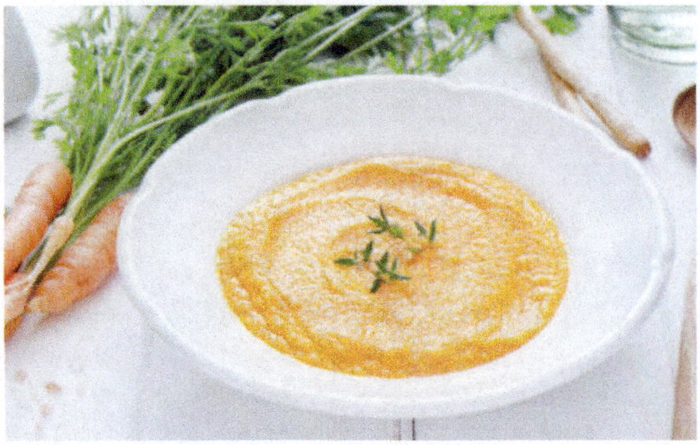

ASIATISCHE REISNUDELSUPPE

ZUTATEN FÜR 2 PORTIONEN:

- 160 g Reisnudeln
- 400 ml Gemüsebrühe
- 100 g Tofu
- ½ Möhre
- ½ Paprika, gelb und rot
- 2 Limettenblätter
- 4 Scheiben Ingwer
- ½ Chilischote
- 1 EL Sojasauce
- 2 EL Koriander, gehackt
- 1 TL Kokosöl

Zubereitungszeit: 15 Minuten

NÄHRWERTE PRO PORTION:

Kalorien: 374 kcal
Kohlenhydrate: 68 g
Eiweiß: 11 g
Fett: 5 g

ZUBEREITUNG:

1. Zuerst die Möhre schälen und in Scheiben schneiden. Die Paprika waschen, entkernen und in Streifen schneiden. Den Ingwer klein schneiden. Die Chilischote fein hacken.
2. Öl in einem Topf erhitzen und Möhre und Paprika darin anbraten. Mit der Gemüsebrühe ablöschen und mit Ingwer, Sojasauce und Limettenblätter würzen.
3. Den Tofu in Stücke schneiden und zusammen mit den Nudeln in den Topf geben.
4. Die Suppe für 6 Minuten kochen.
5. Auf Tellern anrichten und mit dem Koriander garnieren.

ANANAS-LINSENSUPPE

ZUTATEN FÜR 2 PORTIONEN:

- 60 g rote Linsen, kochfertig
- 120 g Ananas
- 300 ml Gemüsebrühe
- ½ Zucchini
- 1 Zwiebel
- 100 g Sojajoghurt
- Saft einer Zitrone
- 1 EL Sesamöl
- 1 Prise Kümmel, gemahlen
- Salz und Pfeffer

Zubereitungszeit: 10 Minuten, Kochzeit: 6 Minuten

NÄHRWERTE PRO PORTION:

Kalorien: 266 kcal
Kohlenhydrate: 37 g
Eiweiß: 12 g
Fett: 7 g

ZUBEREITUNG:

1. Zunächst die Ananas schälen und in Stücke schneiden. Die Zucchini waschen und ebenfalls stückeln. Die Zwiebel schälen und fein hacken.
2. Anschließend Öl in einem Topf erhitzen und die Zwiebeln darin glasig dünsten. Mit dem Zitronensaft ablöschen und Linsen, Zucchini und Ananas hinzugeben.
3. Die Gemüsebrühe hineingießen und die Suppe für 6 Minuten köcheln lassen.
4. Zum Schluss mit Salz, Pfeffer und Kümmel würzen und mit einem Klecks Sojajoghurt garniert servieren.

PAPRIKACREMESUPPE

ZUTATEN FÜR 2 PORTIONEN:

- 1 ½ Paprika, rot
- 375 ml Gemüsebrühe
- 60 ml vegane Kochsahne
- ½ Kartoffel
- ½ Kästchen Kresse
- Salz und Pfeffer

Zubereitungszeit: 15 Minuten, Kochzeit: 15 Minuten

NÄHRWERTE PRO PORTION:

Kalorien: 127 kcal
Kohlenhydrate: 13 g
Eiweiß: 2 g
Fett: 7 g

ZUBEREITUNG:

1. Als erstes die Paprika waschen, entkernen und in Würfel schneiden. Die Kartoffel waschen und raspeln.
2. Die Gemüsebrühe in einem Topf erhitzen und die Paprika darin für 10 Minuten köcheln lassen. Anschließend mit dem Stabmixer pürieren.
3. Nun die Sahne einfließen lassen und die Kartoffeln hinzugeben. Alles vermengen und köcheln lassen, bis die Suppe angedickt ist.
4. Mit Salz und Pfeffer abschmecken und auf Tellern anrichten. Zum Schluss mit der Kresse garnieren und servieren.

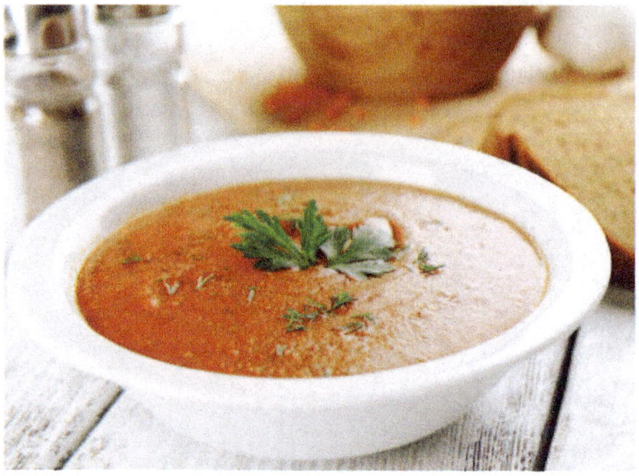

KOKOSSUPPE

ZUTATEN FÜR 2 PORTIONEN:

- 120 ml Kokosmilch, fettreduziert
- 120 ml Sojamilch
- 2 EL Palmzucker
- 1 EL Maismehl
- 1 Prise Salz
- 200 g Ananas

Zubereitungszeit: 10 Minuten, Ruhezeit: 5 Minuten

NÄHRWERTE PRO PORTION:

Kalorien: 310 kcal
Kohlenhydrate: 36 g
Eiweiß: 4 g
Fett: 16 g

ZUBEREITUNG:

1. Als erstes Kokos- und Sojamilch in einen Topf geben und kochen lassen.
2. Sobald die Milch kocht, Palmzucker und Salz hineingeben und das Maismehl einrühren. Aufkochen lassen und anschließend vom Herd nehmen.
3. Für 5 Minuten ruhen lassen.
4. Währenddessen die Ananas waschen und kleinschneiden.
5. Die Suppe in Tellern anrichten und mit der Ananas garnieren.

HAUPTSPEISEN

SPINATBÄLLCHEN

ZUTATEN FÜR 2 PORTIONEN:

- 250 g Kichererbsen
- 100 g Blattspinat
- 2 EL Vollkornmehl
- 2 EL Kokosöl
- Jeweils 1 Prise Kurkuma, Kreuzkümmel, Curry

Zubereitungszeit: 15 Minuten

NÄHRWERTE PRO PORTION:

Kalorien: 189 kcal
Kohlenhydrate: 25 g
Eiweiß: 8 g
Fett: 4 g

ZUBEREITUNG:

1. Zunächst die Kichererbsen zusammen mit Blattspinat, Vollkornmehl und den Gewürzen vermengen und daraus mit feuchten Händen Bällchen formen.
2. Das Kokosöl in einer Pfanne erhitzen und die Bällchen darin ausbacken.

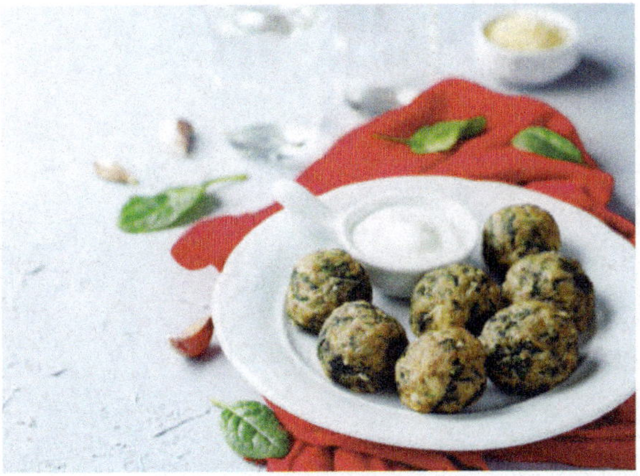

TOMATEN MIT AVOCADO-FÜLLUNG

ZUTATEN FÜR 2 PORTIONEN:

- 2 große Tomaten
- 1 Avocado
- 1 Frühlingszwiebel
- 1 Knoblauchzehe
- 1 EL Petersilie
- 1 EL Limettensaft
- 1 TL Olivenöl
- Salz und Pfeffer

Zubereitungszeit: 20 Minuten, Backzeit: 25 Minuten

NÄHRWERTE PRO PORTION:

Kalorien: 283 kcal
Kohlenhydrate: 19 g
Eiweiß: 5 g
Fett: 19 g

ZUBEREITUNG:

1. Als erstes die Tomaten waschen, den Deckel entfernen und das Fruchtfleisch mit einem Löffel aus den Tomaten lösen.
2. Anschließend die Avocado halbieren, den Stein entfernen und das Fruchtfleisch ebenfalls mit einem Löffel herauslösen.
3. Nun den Knoblauch schälen und fein hacken. Die Frühlingszwiebel waschen und in Ringe schneiden.
4. Das Avocadofruchtfleisch zusammen mit Frühlingszwiebeln, Knoblauch, Petersilie, Limettensaft, Olivenöl und den Gewürzen in den Mixer geben und pürieren.
5. Diese Masse in die ausgehöhlten Tomaten geben und auf ein mit Backpapier ausgelegtes Backblech legen.
6. Die Tomaten für 25 Minuten bei 180°C backen.

PELLKARTOFFELN MIT ROTWEINSAUCE

ZUTATEN FÜR 2 PORTIONEN:

- 300 g Pellkartoffeln
- 1 Möhre
- ¼ Lauch
- 250 g Räuchertofu
- 100 ml Gemüsebrühe
- 100 ml Rotwein
- 2 EL Olivenöl
- 1 EL Tomatenmark
- 1 TL Paprikapulver
- 1 TL Thymian

Zubereitungszeit: 20 Minuten, Back- und Kochzeit: 25 Minuten

NÄHRWERTE PRO PORTION:

Kalorien: 547 kcal
Kohlenhydrate: 34 g
Eiweiß: 26 g
Fett: 28 g

ZUBEREITUNG:

1. Zuerst die Kartoffeln in einem Topf mit Wasser garen.
2. In der Zwischenzeit ein Backblech mit Backpapier belegen und den Backofen auf 180°C vorheizen.
3. Den Tofu in Scheiben schneiden und mit Olivenöl einstreichen.
4. Die Scheiben auf das Backblech legen und bei 180°C für 15 Minuten backen. Währenddessen die Möhre schälen und den Lauch putzen. Beides kleinschneiden.
5. Nun das Öl in einer Pfanne erhitzen und Möhre und Lauch darin anbraten. Das Tomatenmark hinzugeben und mitbraten. Mit der Brühe ablöschen und Rotwein eingießen. Die Suppe mit den Gewürzen abschmecken. Alles für 10 Minuten köcheln lassen.
6. Die Kartoffeln pellen und zusammen mit dem Tofu auf Tellern anrichten. Mit der Sauce übergießen und servieren.

GEBACKENE ZUCCHINI MIT CASHEW-DIP

ZUTATEN FÜR 2 PORTIONEN:

- 1 Zucchini
- 100 g Cashewkerne
- 100 ml Wasser
- 2 EL Hefeflocken
- 1 EL Zitronensaft
- 1 EL Olivenöl
- 1 Prise Paprikapulver
- 1 Prise Knoblauchpulver
- 1 Prise Salz

Zubereitungszeit: 15 Minuten, Backzeit: 20 Minuten

NÄHRWERTE PRO PORTION:

Kalorien: 411 kcal
Kohlenhydrate: 20 g
Eiweiß: 11 g
Fett: 31 g

ZUBEREITUNG:

1. Zunächst die Zucchini waschen und in Scheiben schneiden.
2. Im Anschluss Olivenöl und Salz in einer Schale vermengen und die Zucchini darin kurz marinieren.
3. Ein Backblech mit Backpapier auslegen und die Scheiben darauf verteilen.
4. Diese bei 180°C für 20 Minuten backen.
5. Währenddessen Cashewkerne mit Wasser, Hefeflocken, Zitronensaft, Olivenöl und den Gewürzen in einen Mixer geben und pürieren.
6. Zum Schluss die Zucchinischeiben mit dem Dip anrichten und servieren.

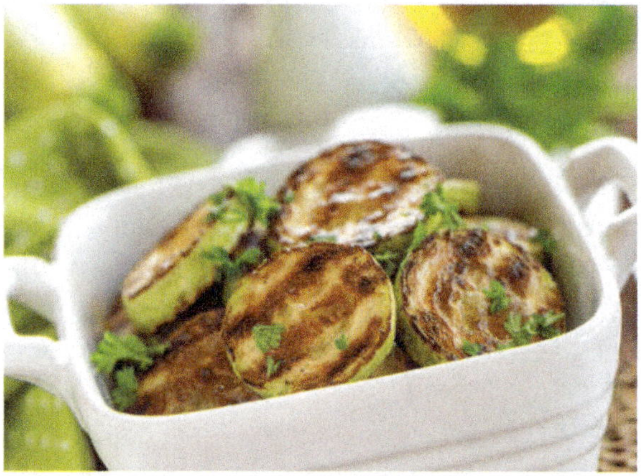

NUDELN MIT SELBSTGEMACHTEM PESTO

ZUTATEN FÜR 2 PORTIONEN:

- 160 g Nudeln nach Wahl
- 2 Knoblauchzehen
- 4 EL Cashewkerne
- 4 Stiele Koriander
- 4 Stiele Basilikum
- 4 Stiele Petersilie
- 4 EL Olivenöl
- 2 Chilischoten
- Saft einer Limette
- 1 Prise Salz

Zubereitungszeit: 15 Minuten

NÄHRWERTE PRO PORTION:

Kalorien: 730 kcal
Kohlenhydrate: 71 g
Eiweiß: 16 g
Fett: 39 g

ZUBEREITUNG:

1. Als erstes die Nudeln nach Packungsanweisung zubereiten.
2. Währenddessen den Knoblauch schälen und fein hacken. Die Chilischoten waschen und ebenfalls hacken.
3. Beides zusammen mit Cashewkernen, Koriander, Basilikum, Petersilie, Olivenöl, Limettensaft und Salz in einen Mixer geben und zu einem Pesto pürieren.
4. Die Nudeln abgießen und in eine Pfanne geben. Das Pesto hinzufügen und alles vermengen. Kurz erwärmen und auf Tellern angerichtet servieren.

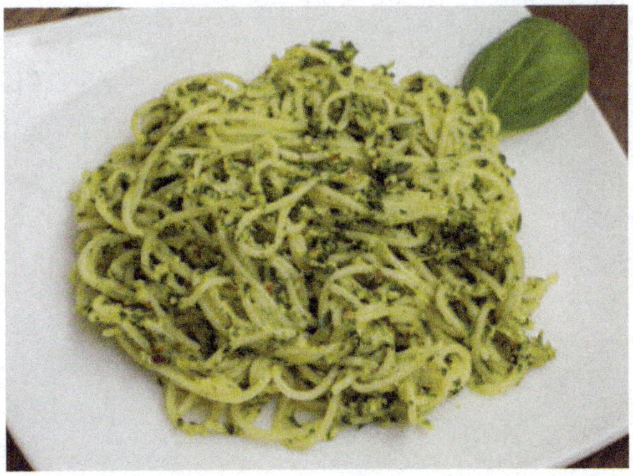

NUDELN MIT SPINATSAUCE

ZUTATEN FÜR 2 PORTIONEN:

- 250 g Nudeln
- 300 g Blattspinat
- 100 g Cashewkerne, eingeweicht
- 3 Frühlingszwiebeln
- ½ Knoblauchzehe
- 1 EL Olivenöl
- 1 Prise Paprikapulver
- Salz und Pfeffer

Zubereitungszeit: 25 Minuten

NÄHRWERTE PRO PORTION:

Kalorien: 765 kcal
Kohlenhydrate: 86 g
Eiweiß: 22 g
Fett: 35 g

ZUBEREITUNG:

1. Zunächst die Cashewkerne in den Mixer geben und mahlen.
2. Wasser in einem Topf zum Kochen bringen und die Nudeln darin nach Packungsanweisung garen.
3. Währenddessen den Knoblauch schälen und fein hacken. Den Blattspinat gut putzen.
4. Anschließend das Öl in einer Pfanne erhitzen und den Knoblauch darin anrösten. Den Blattspinat hinzugeben und mitbraten.
5. Nun die Frühlingszwiebeln putzen und in Ringe schneiden.
6. Cashewkerne und Nudeln in die Pfanne geben, mit Paprikapulver, Salz und Pfeffer abschmecken und die Frühlingszwiebeln unterrühren.
7. Alles auf zwei Tellern anrichten und servieren.

GEBRATENE NUDELN

ZUTATEN FÜR 2 PORTIONEN:

- 160 g Ramen Nudeln
- 100 g Brokkoli
- 2 Zwiebeln
- 1 Paprika, gelb
- 4 Champignons
- 200 ml Gemüsebrühe
- 2 EL Sesamöl
- 1 Msp. Chilipulver
- 2 EL Koriander, gehackt
- Etwas Sojasauce

Zubereitungszeit: 15 Minuten

NÄHRWERTE PRO PORTION:

Kalorien: 476 kcal
Kohlenhydrate: 75 g
Eiweiß: 14 g
Fett: 11 g

ZUBEREITUNG:

1. Zuerst den Brokkoli in Röschen teilen. Die Zwiebeln schälen, halbieren und fein hacken. Die Paprika waschen, entkernen und in Streifen schneiden. Die Champignons putzen und in Scheiben schneiden.
2. Nun das Öl in einer Pfanne erhitzen. Das kleingeschnittene Gemüse hineingeben und anbraten.
3. Anschließend die Nudeln hinzufügen. Mit der Gemüsebrühe ablöschen und für 5 Minuten kochen lassen.
4. Zum Schluss mit Chili, Koriander und Sojasauce abschmecken. Auf Tellern anrichten und genießen.

GNOCCHI MEDITERRAN

ZUTATEN FÜR 2 PORTIONEN:

- 120 g Gnocchi, vorgekocht
- 4 Knoblauchzehen
- 1 Zwiebel
- 1 Feige
- 8 Kirschtomaten
- 4 Blatt Salbei
- 30 g Rucola
- 2 EL Pinienkerne
- 2 EL Haselnussöl
- Salz und Pfeffer

Zubereitungszeit: 15 Minuten

NÄHRWERTE PRO PORTION:

Kalorien: 314 kcal
Kohlenhydrate: 33 g
Eiweiß: 9 g
Fett: 15 g

ZUBEREITUNG:

1. Zunächst den Knoblauch schälen und fein hacken. Die Zwiebel schälen, halbieren und würfeln. Die Feige vierteln. Die Tomaten waschen und ebenfalls in Würfel schneiden. Den Rucola putzen.
2. Anschließend das Öl in einer Pfanne erhitzen und Zwiebeln sowie Knoblauch darin glasig andünsten.
3. Gnocchi, Feigen, Tomaten, Salbei und Pinienkerne in die Pfanne geben und anbraten.
4. Mit Salz und Pfeffer abschmecken und 6 Minuten bei mittlerer Wärmezufuhr weiterbraten.
5. Die Gnocchi auf Tellern anrichten und mit dem Rucola servieren.

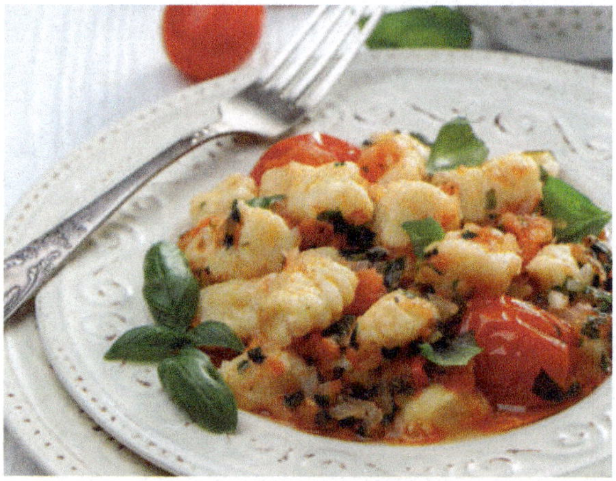

GEFÜLLTE PAPRIKA MIT COUSCOUS

ZUTATEN FÜR 2 PORTIONEN:

- 2 Paprika
- 1 Zwiebel
- 1 Stange Staudensellerie
- 1 Tasse Walnussmilch
- 1 TL Kräuter der Provence
- 1 Tasse Couscous
- 200 g Tomaten
- 20 Blatt Basilikum
- Salz und Pfeffer

Zubereitungszeit: 15 Minuten, Backzeit: 25 Minuten

NÄHRWERTE PRO PORTION:

Kalorien: 496 kcal
Kohlenhydrate: 89 g
Eiweiß: 16 g
Fett: 4 g

ZUBEREITUNG:

1. Als erstes den Couscous in eine Schüssel geben und in der Milch einweichen.
2. Währenddessen die Zwiebel schälen und fein hacken. Den Sellerie waschen und in Stücke schneiden. Die Paprika waschen, den Deckel entfernen und entkernen. Die Tomaten waschen und würfeln. Das Basilikum putzen und zupfen.
3. Nun Couscous, Zwiebeln und Staudensellerie zusammen mit den Kräutern, Salz und Pfeffer vermengen und die Masse in die Paprika füllen.
4. Die Paprika in eine Auflaufform geben, Tomaten und Basilikum hinzugeben.
5. Alles bei 170° C für 25 Minuten backen.

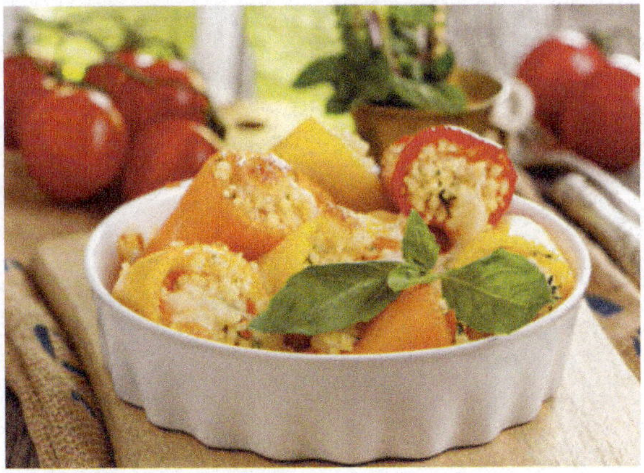

GEMÜSEPFANNE MIT MARINIERTEM TOFU

ZUTATEN FÜR 2 PORTIONEN:

- 250 g Kräutertofu
- 300 g Weißkohl
- 200 g Brokkoli
- 2 Zwiebeln
- 2 Möhren
- ½ Paprika, gelb
- 100 ml Gemüsebrühe
- 2 EL geröstete Cashewkerne
- 4 EL Sojasauce
- 2 EL Olivenöl
- 2 TL Limettensaft

Zubereitungszeit: 20 Minuten

NÄHRWERTE PRO PORTION:

Kalorien: 381 kcal
Kohlenhydrate: 15 g
Eiweiß: 28 g
Fett: 27 g

ZUBEREITUNG:

1. Zunächst die Sojasauce in eine Schüssel geben. Den Tofu in Würfel schneiden und in der Sauce einlegen.
2. Währenddessen die Zwiebeln schälen, halbieren und würfeln. Die Möhren schälen und in Stifte schneiden. Den Weißkohl waschen und in Streifen schneiden. Die Paprika waschen, entkernen und ebenfalls in Streifen schneiden Den Brokkoli in Röschen teilen.
3. Nun 1 EL Olivenöl in einer Pfanne erhitzen und das Gemüse darin anbraten.
4. Mit der Gemüsebrühe ablöschen und für 5 Minuten bei geschlossenem Deckel kochen.
5. Dann in einer zweiten Pfanne das restliche Olivenöl erhitzen und den Tofu anbraten. Den Limettensaft hinzugeben und kurz köcheln lassen.
6. Den Tofu zusammen mit der Gemüsepfanne anrichten und mit den Cashewkernen bestreut servieren.

GEBRATENER KÜRBIS

ZUTATEN FÜR 2 PORTIONEN:

- 200 g Hokkaido Kürbis
- 4 Knoblauchzehen
- 4 Champignons
- 60 g Räuchertofu
- 4 Blatt Salbei
- 300 g Reis, gekocht
- 2 Msp. Ingwer, gerieben
- 2 EL Öl
- 1 EL Estragon, gehackt
- Salz und Pfeffer

Zubereitungszeit: 15 Minuten

NÄHRWERTE PRO PORTION:

Kalorien: 433 kcal
Kohlenhydrate: 61 g
Eiweiß: 13 g
Fett: 14 g

ZUBEREITUNG:

1. Zuerst den Kürbis waschen und in Würfel schneiden. Den Knoblauch schälen und fein hacken. Die Champignons putzen und in Scheiben schneiden.
2. Im Anschluss Öl in einer Pfanne erhitzen und den Kürbis zusammen mit Knoblauch, Champignons und Ingwer darin anbraten.
3. In der Zwischenzeit den Tofu in Würfel schneiden und ebenfalls in die Pfanne geben.
4. Nun Estragon und Salbei hinzufügen und den Reis hinzugeben.
5. Die Temperatur verringern und alles für 5 Minuten fertig braten.
6. Zum Schluss mit Salz und Pfeffer würzen.

SELLERIESCHNITZEL

ZUTATEN FÜR 2 PORTIONEN:

- 250 g Sellerie
- 120 ml Kokosmilch, fettreduziert
- 4 EL Kokosraspeln
- 2 EL Mehl
- 4 EL Paniermehl
- 1 TL Maismehl
- Etwas Zitronenabrieb
- 1 Prise Kurkuma
- Salz und Pfeffer

Zubereitungszeit: 15 Minuten,
Backzeit: 15 Minuten

NÄHRWERTE PRO PORTION:

Kalorien: 350 kcal
Kohlenhydrate: 31 g
Eiweiß: 5 g
Fett: 21 g

ZUBEREITUNG:

1. Zunächst den Sellerie in 5 mm dicke Scheiben schneiden. Ein Backblech mit Backpapier auslegen und den Backofen auf 160° C vorheizen.
2. Anschließend Mehl, Maismehl, Zitronenabrieb, Kurkuma und Kokosmilch miteinander vermengen und die Selleriescheiben darin einlegen. Mit Salz und Pfeffer würzen.
3. Nun Kokosraspeln und Paniermehl vermengen und den Sellerie darin beidseitig panieren.
4. Die Selleriescheiben auf das Backblech legen und für 15 Minuten backen.

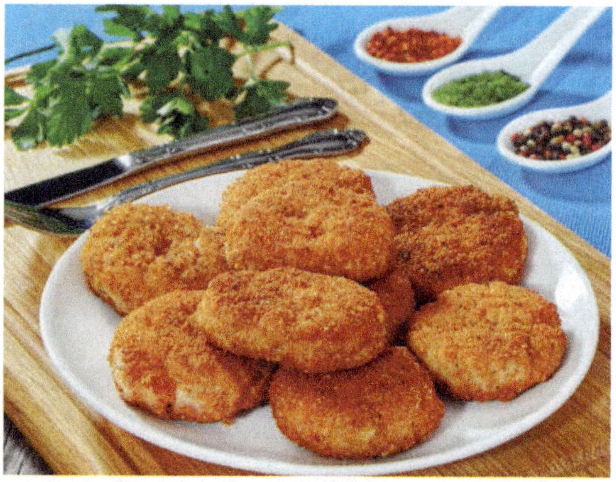

CHILI SIN CARNE

ZUTATEN FÜR 2 PORTIONEN:

- 60 g Pastinake
- 2 Zwiebeln
- 1 Aubergine
- 100 g Kidneybohnen
- 300 g passierte Tomaten
- 4 EL Mais
- 1 EL Tomatenmark
- 1 TL Paprikapulver
- 2 Chilischoten
- 1 EL Öl
- Salz

Zubereitungszeit: 15 Minuten, Kochzeit: 8 Minuten

NÄHRWERTE PRO PORTION:

Kalorien: 289 kcal
Kohlenhydrate: 39 g
Eiweiß: 10 g
Fett: 7 g

ZUBEREITUNG:

1. Zunächst die Pastinake schälen und in Würfel schneiden. Die Zwiebeln schälen, halbieren und würfeln. Die Aubergine in Stücke schneiden. Die Chilischoten hacken.
2. Anschließend Öl in einer Pfanne erhitzen und Pastinake, Zwiebeln und Chili anrösten.
3. Tomatenmark und Paprikapulver hinzugeben und alles gut vermischen.
4. Nun Bohnen, Mais und Auberginen ebenfalls in die Pfanne geben und kurz mitbraten.
5. Mit den passierten Tomaten ablöschen und mit Salz würzen.
6. Das Chili für 8 Minuten einkochen lassen. Auf Tellern anrichten und genießen.

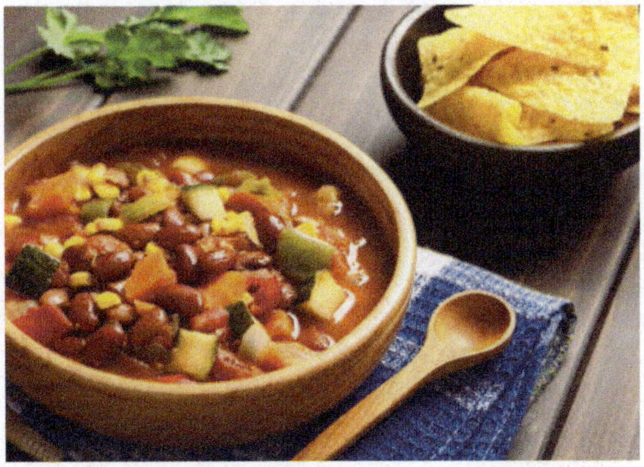

JACKFRUIT TACOS

ZUTATEN FÜR 2 PORTIONEN:

- 4 Taco Fladen
- 120 g Jackfruit
- 2 Tomaten
- 40 ml Gemüsebrühe
- ½ Zwiebel
- 1 EL Öl
- 2 Msp. Cayenne-Pfeffer
- 2 Msp. Paprikapulver
- 1 EL Koriander, fein gehackt
- Etwas Salz

Zubereitungszeit: 20 Minuten

NÄHRWERTE PRO PORTION:

Kalorien: 375 kcal
Kohlenhydrate: 56 g
Eiweiß: 8 g
Fett: 12 g

ZUBEREITUNG:

1. Zuerst die Jackfruit waschen und in Streifen schneiden. Die Tomaten waschen und kleinschneiden. Die Zwiebel schälen, halbieren und in Würfel schneiden.
2. Im Anschluss das Öl in einer Pfanne erhitzen und die Jackfruit-Streifen darin anbraten. Mit Cayenne-Pfeffer und Paprikapulver würzen. Die Tomaten hinzugeben und mit der Gemüsebrühe ablöschen.
3. Nun noch mit Salz und Koriander abschmecken und köcheln lassen.
4. Währenddessen die Taco-Fladen in einer Pfanne ohne Öl erwärmen und anschließend die Jackfruit-Masse darauf verteilen. Mit den Zwiebeln garnieren und genießen.

MÖHREN-KOKOS-AUFLAUF

ZUTATEN FÜR 2 PORTIONEN:

- 300 g Möhren
- 2 Orangen
- 4 Knoblauchzehen
- 1 cm Ingwer, gerieben
- 2 Chilischoten
- 200 ml Kokosmilch, fettreduziert
- 2 EL Kokosraspeln
- 1 TL Thymian
- 1 Prise Kümmel, gemahlen
- Salz und Pfeffer

Zubereitungszeit: 15 Minuten, Backzeit: 25 Minuten

NÄHRWERTE PRO PORTION:

Kalorien: 325 kcal
Kohlenhydrate: 31 g
Eiweiß: 5 g
Fett: 18 g

ZUBEREITUNG:

1. Zunächst die Möhren schälen und in Scheiben schneiden. Die Orangen schälen und filetieren. Die Knoblauchzehen schälen und fein hacken. Die Chilischoten waschen und ebenfalls hacken.
2. Nun die Möhrenscheiben und die Orangenfilets in eine Auflaufform geben und mit der Kokosmilch übergießen. Mit Ingwer, Knoblauch, Thymian, Kümmel, Salz und Pfeffer würzen und gut vermischen.
3. Zum Schluss mit Kokosraspeln bestreuen und alles für 25 Minuten bei 180° C backen.

TOFU MIT
BROKKOLI UND PILZEN

ZUTATEN FÜR 2 PORTIONEN:

- 200 g Räuchertofu
- 100 g Champignons
- 150 g Brokkoli
- 2 Frühlingszwiebeln
- 1 EL Petersilie
- ½ TL Kurkuma
- 1 EL Olivenöl
- 2 EL Sesam

Zubereitungszeit: 10 Minuten

NÄHRWERTE PRO PORTION:

Kalorien: 348 kcal
Kohlenhydrate: 8 g
Eiweiß: 24 g
Fett: 23 g

ZUBEREITUNG:

1. Zunächst die Champignons putzen und die Frühlingszwiebeln in Ringe schneiden. Den Brokkoli waschen und in Röschen teilen. Den Tofu in kleine Stücke schneiden.
2. Öl in einer Pfanne erhitzen und die Pilze zusammen mit Tofu, Brokkoli, Frühlingszwiebeln, Petersilie und Kurkuma anbraten.
3. Zum Schluss mit dem Sesam bestreuen, auf Tellern anrichten und servieren.

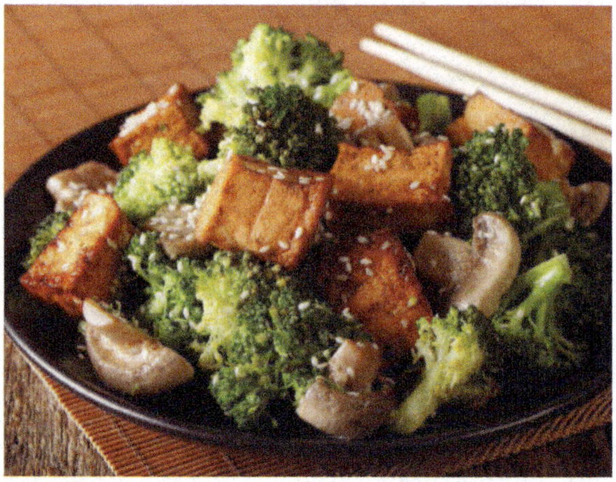

QUINOA-BURGER

ZUTATEN FÜR 2 PORTIONEN:

- 100 g Quinoa
- 250 g gemischtes Saisongemüse
- 2 TL gelbes Masalum
- 2 TL frische Kräuter, fein gehackt
- 1 EL Kichererbsenmehl
- 1 Prise Salz

Zubereitungszeit: 15 Minuten, Backzeit: 10 Minuten

NÄHRWERTE PRO PORTION:

Kalorien: 347 kcal
Kohlenhydrate: 44 g
Eiweiß: 11 g
Fett: 12 g

ZUBEREITUNG:

1. Zunächst das Quinoa nach Packungsanweisung zubereiten.
2. Währenddessen das Gemüse waschen, in Würfel schneiden und in einem Topf mit Wasser bissfest garen.
3. In der Zwischenzeit den Backofen auf 200° C vorheizen.
4. Nun das Quinoa mit dem Gemüse, dem Mehl, den Kräutern und dem Masalum vermengen und mit Salz würzen. Mit feuchten Händen Burger aus der Quinoa-Masse formen und auf ein mit Backpapier ausgelegtes Backblech legen. Für 10 Minuten die Burger fertig backen und genießen.

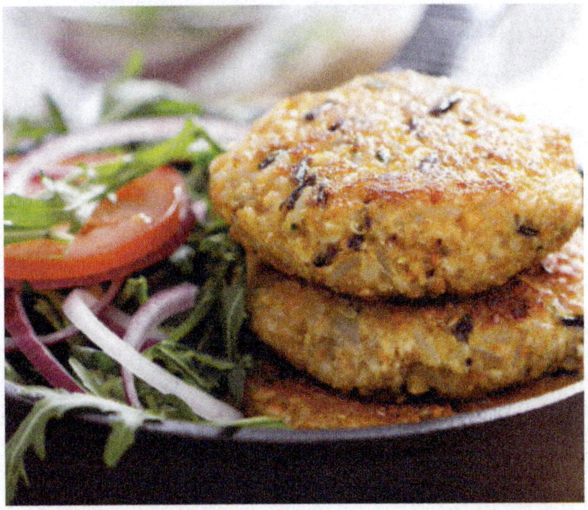

GEMÜSERAGOUT MIT NUDELN

ZUTATEN FÜR 2 PORTIONEN:

- 100 g Brokkoli
- 4 Tomaten
- ½ Zucchini
- 1 Paprika, gelb
- 4 Schalotten
- 100 ml Gemüsebrühe
- 140 g Ramen Nudeln
- 1 EL Kräuter nach Wahl
- Salz und Pfeffer

Zubereitungszeit: 15 Minuten

NÄHRWERTE PRO PORTION:

Kalorien: 338 kcal
Kohlenhydrate: 65 g
Eiweiß: 12 g
Fett: 1 g

ZUBEREITUNG:

1. Als erstes die Nudeln nach Packungsanweisung zubereiten.
2. Währenddessen den Brokkoli in Röschen teilen. Die Tomaten waschen und vierteln. Die Zucchini waschen und in Scheiben schneiden. Die Paprika waschen, entkernen und in Streifen schneiden. Die Schalotten schälen, halbieren und fein hacken.
3. Die Gemüsebrühe in einen Topf gießen und Brokkoli, Tomaten, Zucchini, Paprika und Zwiebeln darin für 6 Minuten kochen. Mit Salz, Pfeffer und den Kräutern würzen.
4. Die Nudeln auf einem Teller anrichten und mit dem Ragout servieren.

CEVAPCICI

ZUTATEN FÜR 2 PORTIONEN:

- 60 g Couscous
- 120 ml Gemüsebrühe, heiß
- 4 Knoblauchzehen
- 2 Kartoffeln, fein gerieben
- 1 Msp. Cayenne-Pfeffer
- 1 TL Paprikapulver
- 1 TL Oregano
- 2 EL Petersilie, gehackt
- Etwas Salz
- 2 EL Öl

ZUBEREITUNG:

1. Als erstes alle Zutaten, bis auf das Öl, zusammen in eine Schüssel geben und gut vermengen.
2. Anschließend für 15 Minuten gehen lassen.
3. Die Hände anfeuchten und die Masse zu Cevapcici formen.
4. Nun das Öl in einer Pfanne erhitzen und die Cevapcici darin von allen Seiten anbraten.

Zubereitungszeit: 15 Minuten,
Ruhezeit: 15 Minuten

NÄHRWERTE PRO PORTION:

Kalorien: 294 kcal
Kohlenhydrate: 41 g
Eiweiß: 6 g
Fett: 11 g

REIBEKUCHEN MIT APFELMUS

ZUTATEN FÜR 2 PORTIONEN:

- 120 g Kartoffeln, gekocht
- 120 g Kartoffeln, roh
- 40 ml Apfelsaft
- 1 EL Maismehl
- 2 Äpfel
- 1 Msp. Vanillezucker
- 1 Msp. Lebkuchengewürz
- 1 EL Ahornsirup
- 2 EL Öl

Zubereitungszeit: 15 Minuten

NÄHRWERTE PRO PORTION:

Kalorien: 312 kcal
Kohlenhydrate: 48 g
Eiweiß: 3 g
Fett: 11 g

ZUBEREITUNG:

1. Zunächst die Kartoffeln fein reiben. Maismehl und Vanillezucker hinzugeben und den Teig zu einem Puffer formen.
2. Öl in einer Pfanne erhitzen und den Reibekuchen darin beidseitig für jeweils 3 Minuten knusprig ausbacken.
3. Währenddessen die Äpfel schälen, entkernen und in Stücke schneiden.
4. Apfelsaft in einen Topf geben und die Apfelstücke darin für 8 Minuten kochen.
5. Lebkuchengewürz und Ahornsirup hinzugeben und alles pürieren.
6. Das Apfelmus zusammen mit den fertigen Reibekuchen servieren.

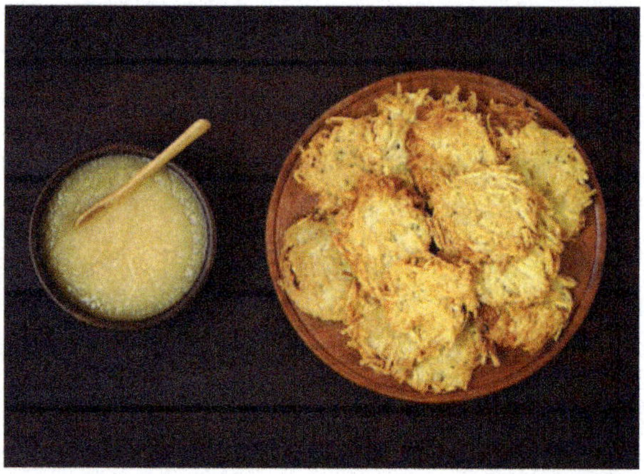

HERZHAFTER STRUDEL

ZUTATEN FÜR 2 PORTIONEN:

- 160 g Strudelteig
- 2 Kartoffeln, gekocht
- 1 Tomate
- ½ Zucchini
- ½ Paprika
- 60 g Tofu
- 60 g Mozzarisella
- 1 Prise Muskat, gemahlen
- 2 EL Liebstöckel, gehackt
- Salz und Pfeffer

Zubereitungszeit: 15 Minuten, Backzeit: 25 Minuten

NÄHRWERTE PRO PORTION:

Kalorien: 536 kcal
Kohlenhydrate: 73 g
Eiweiß: 13 g
Fett: 19 g

ZUBEREITUNG:

1. Als erstes die Kartoffeln kleinschneiden. Die Zucchini waschen und in Stücke schneiden. Die Tomate waschen und in Stücke schneiden. Die Paprika waschen, entkernen und in Streifen schneiden. Den Tofu und den Mozzarisella würfeln.
2. Alles zusammen mit Salz, Pfeffer, Muskat und Liebstöckel vermischen.
3. Den Strudelteig mit der Masse befüllen, einschlagen, die Seiten gut zudrücken und im Ofen bei 175° C für 25 Minuten backen.

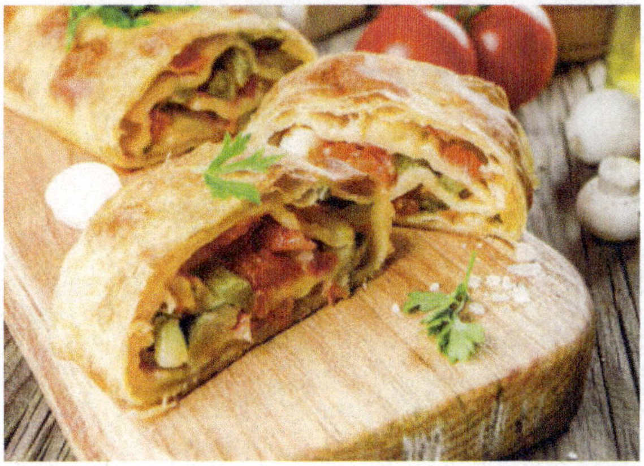

BLUMENKOHLCURRY

ZUTATEN FÜR 2 PORTIONEN:

- 100 g Blumenkohl
- 6 Thai Auberginen
- 1 Zucchini
- 1 Zwiebel
- 4 Scheiben Ingwer
- 8 Blatt Basilikum
- 400 ml Kokosmilch, fettreduziert
- 1 EL Currypaste
- Etwas Sojasauce
- Etwas Limettensaft

Zubereitungszeit: 15 Minuten

NÄHRWERTE PRO PORTION:

Kalorien: 466 kcal
Kohlenhydrate: 31 g
Eiweiß: 15 g
Fett: 26 g

ZUBEREITUNG:

1. Zunächst den Blumenkohl in Röschen teilen. Die Auberginen waschen und klein schneiden. Die Zucchini waschen und in Scheiben schneiden. Die Zwiebel schälen und fein hacken.
2. Anschließend die Zwiebel zusammen mit der Currypaste in einer Pfanne andünsten und mit der Kokosmilch ablöschen.
3. Sobald die Paste aufgelöst ist, Blumenkohl, Aubergine und Zucchini hinzufügen. Ingwer und Basilikum in die Pfanne geben und mit Limettensaft und Sojasauce würzen.
4. Das Curry für 7 Minuten kochen lassen und auf einem Teller angerichtet servieren.

KOKOS-ANANAS-CURRY

ZUTATEN FÜR 2 PORTIONEN:

- 120 g Ananas
- 300 ml Kokosmilch, fettreduziert
- 200 g Tofu
- 2 EL Erbsen
- 1 Zwiebel
- 2 EL Schnittlauch-Röllchen
- 1 EL Öl
- 1 EL Currypulver, gelb
- 1 Prise Kümmel, gemahlen
- Salz und Pfeffer

Zubereitungszeit: 15 Minuten

NÄHRWERTE PRO PORTION:

Kalorien: 395 kcal
Kohlenhydrate: 19 g
Eiweiß: 12 g
Fett: 29 g

ZUBEREITUNG:

1. Als erstes die Ananas schälen und in Würfel schneiden. Den Tofu ebenfalls würfeln. Die Zwiebel schälen, halbieren und hacken.
2. Dann das Öl in einer Pfanne erhitzen und die Zwiebel darin glasig andünsten. Tofu und Ananas hinzugeben und mit Currypulver würzen. Das Ganze anbraten und mit Kokosmilch ablöschen.
3. Die Erbsen in die Pfanne geben und mitköcheln lassen.
4. Mit Salz, Pfeffer und Kümmel abschmecken und das Curry für 6 Minuten einkochen lassen.
5. Auf Tellern anrichten und mit Schnittlauch-Röllchen garniert servieren.

REISNUDELN MIT KNOBLAUCH UND TOFU

ZUTATEN FÜR 2 PORTIONEN:

- 160 g Reisnudeln
- 140 g Tofu
- 4 Knoblauchzehen
- 20 g Sojasprossen
- 2 Frühlingszwiebeln
- 2 Chilischoten
- 2 EL Sojasauce
- 2 EL Erdnüsse, gehackt
- 1 EL Öl
- Etwas heißes Wasser

Zubereitungszeit: 15 Minuten

NÄHRWERTE PRO PORTION:

Kalorien: 505 kcal
Kohlenhydrate: 73 g
Eiweiß: 17 g
Fett: 16 g

ZUBEREITUNG:

1. Zunächst heißes Wasser in eine Schüssel geben und die Nudeln darin einlegen.
2. Währenddessen den Tofu in Würfel schneiden. Den Knoblauch schälen und fein hacken. Die Frühlingszwiebeln waschen und in Ringe schneiden. Die Chilischoten putzen und hacken.
3. Dann das Öl in einer Pfanne erhitzen und Knoblauch, Chili und Tofu darin andünsten.
4. Nun Nudeln, Erdnüsse, Sojasprossen und Sojasauce in die Pfanne geben und alles für 3 Minuten braten.
5. Auf Tellern anrichten, mit den Frühlingszwiebeln bestreuen und servieren.

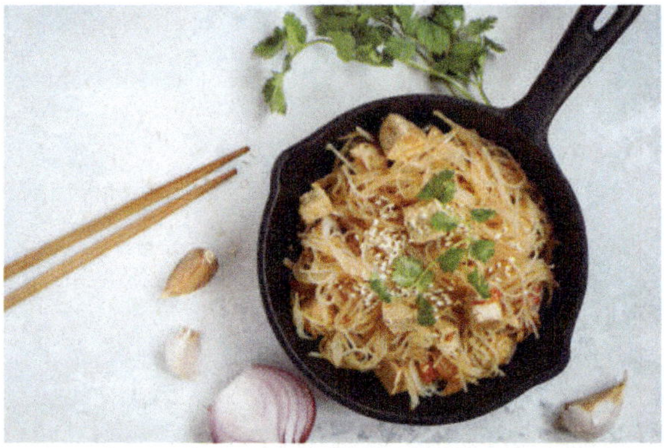

ZWIEBELPFANNKUCHEN

ZUTATEN FÜR 2 PORTIONEN:

- 50 g Kichererbsenmehl
- 50 g Vollkornreismehl
- 120 ml Wasser, kalt
- 2 EL Rapsöl
- ½ TL Salz
- ½ TL Weinsteinbackpulver
- 1 Zwiebel
- ½ Chilischote, rot
- ½ Bund Koriander

Zubereitungszeit: 20 Minuten

NÄHRWERTE PRO PORTION:

Kalorien: 307 kcal

Kohlenhydrate: 39 g

Eiweiß: 8 g

Fett: 12 g

ZUBEREITUNG:

1. Zuerst Kichererbsen- und Reismehl zusammen in eine Rührschüssel füllen und mit dem Wasser verquirlen. Salz und Backpulver hinzugeben und alles gut vermischen. Anschließend den Teig für 10 Minuten quellen lassen.
2. Währenddessen die Zwiebel schälen, halbieren und zu Zwiebelringen verarbeiten. Die Chilischote waschen und ebenfalls in Ringe schneiden. Den Koriander putzen und zupfen.
3. Nun 1 EL Öl in einer Pfanne erhitzen und den Teig schöpfkellenweise hineingeben. Einige Zwiebelringe, Chilischeiben und Korianderblätter hinzugeben und den Pfannkuchen goldgelb ausbacken. Wenn der Teig auf der Oberseite fest geworden ist, umdrehen und auch auf der anderen Seite ausbacken.
4. Den Pfannkuchen kann man im Ofen bei 50° C so lange warmhalten, bis alle Pfannkuchen fertig sind.

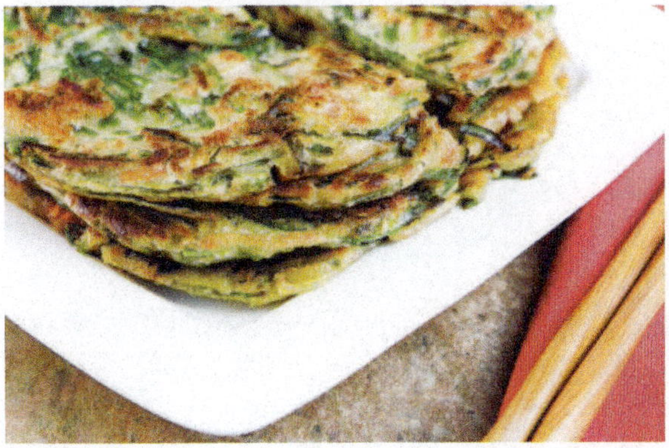

KÜRBISPÜREE

ZUTATEN FÜR 2 PORTIONEN:

- 250 g Hokkaido Kürbis
- 250 g Rosenkohl
- 100 g veganer Feta-Käse
- 1 Zwiebel
- ½ Chilischote
- Saft einer halben Zitrone
- ½ Apfel, säuerlich
- ½ TL Currypulver
- ½ TL Salz
- 2 EL Olivenöl

Zubereitungszeit: 20 Minuten, Kochzeit: 20 Minuten

NÄHRWERTE PRO PORTION:

Kalorien: 430 kcal
Kohlenhydrate: 30 g
Eiweiß: 17 g
Fett: 25 g

ZUBEREITUNG:

1. Zuerst den Kürbis entkernen und kleinschneiden. Die Zwiebel schälen, halbieren und hacken. Die Chilischote säubern und kleinschneiden. Den Apfel schälen, entkernen und reiben.
2. Im Anschluss 1 EL Öl in einem Topf erhitzen und Kürbis, Chili und Zwiebel darin andünsten. Mit Currypulver bestäuben, den Zitronensaft hinzugeben und gut verrühren. Die Wärmezufuhr auf mittlere Stufe reduzieren, für 20 Minuten köcheln lassen und anschließend stampfen.
3. Währenddessen den Rosenkohl waschen und die äußeren Blätter gegebenenfalls entfernen. Das restliche Olivenöl in einer Pfanne erhitzen und den Rosenkohl darin anbraten. Mit dem Salz würzen.
4. Das Kürbispüree auf Tellern anrichten und mit Rosenkohl, Feta und dem geriebenen Apfel garnieren.

KÜRBIS-WEISSKOHL-EINTOPF

ZUTATEN FÜR 2 PORTIONEN:

- ¼ Kürbis
- ½ Weißkohl
- 1 Handvoll Rosinen
- 2 EL Kürbiskerne
- 2 EL Olivenöl
- 1 Tasse Wasser
- 1 EL Kümmel
- 1 TL Zimt
- 1 Prise Salz

Zubereitungszeit: 15 Minuten, Garzeit: 20 Minuten

NÄHRWERTE PRO PORTION:

Kalorien: 297 kcal
Kohlenhydrate: 16 g
Eiweiß: 8 g
Fett: 20 g

ZUBEREITUNG:

1. Zuerst die äußeren Blätter des Weißkohls entfernen und den Rest in Streifen schneiden. Den Kürbis entkernen und kleinschneiden.
2. Danach 1 EL Öl in einer Pfanne erhitzen und bei mittlerer Wärmezufuhr Zimt und Kümmel darin anrösten.
3. Anschließend Weißkohl, Rosinen und Kürbis hineingeben, vermengen und anbraten. Mit dem Wasser ablöschen und bei niedriger Wärmezufuhr und geschlossenem Deckel für 20 Minuten garen lassen. Dabei gelegentlich umrühren.
4. Zum Schluss noch mit Salz abschmecken. Den Eintopf auf Tellern anrichten, mit dem restlichen Olivenöl beträufeln und mit den Kürbiskernen garnieren.

ROTE BETE RISOTTO

ZUTATEN FÜR 2 PORTIONEN:

- 160 g Risotto Reis
- 160 g Rote Bete
- 1 Zwiebel
- 4 Knoblauchzehen
- 300 ml Gemüsebrühe
- 60 ml Kokosmilch, fettreduziert
- 2 EL Meerrettich, gerieben
- 1 EL Öl
- 1 TL Kardamom, gemahlen
- Salz und Pfeffer

Zubereitungszeit: 15 Minuten, Kochzeit: 25 Minuten

NÄHRWERTE PRO PORTION:

Kalorien: 590 kcal
Kohlenhydrate: 83 g
Eiweiß: 11 g
Fett: 22 g

ZUBEREITUNG:

1. Zuerst die Rote Bete in Würfel schneiden. Die Zwiebel schälen, halbieren und würfeln. Den Knoblauch schälen und fein hacken.
2. Anschließend das Öl in einem Topf erhitzen und Knoblauch, Zwiebeln und Rote Bete darin andünsten.
3. Nun den Reis in den Topf geben und anbraten. Mit der Gemüsebrühe ablöschen und mit Kardamom, Meerrettich, Salz und Pfeffer abschmecken.
4. Nach und nach die Kokosmilch eingießen und dabei gelegentlich umrühren. Das Ganze sollte bei niedriger Wärmezufuhr für 25 Minuten gekocht werden.

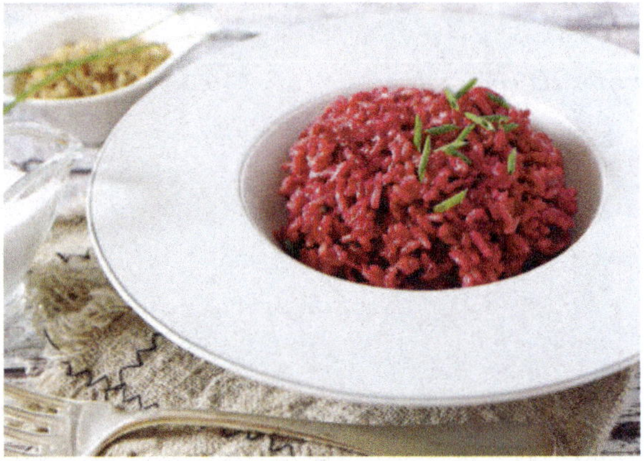

CUMIN-REIS

ZUTATEN FÜR 2 PORTIONEN:

- 1 Tasse Reis
- ½ TL Kreuzkümmel
- ½ TL Kurkumapulver
- ½ EL Pflanzenfett
- 2 Tassen Wasser

Zubereitungszeit: 30 Minuten

NÄHRWERTE PRO PORTION:

Kalorien: 590 kcal
Kohlenhydrate: 83 g
Eiweiß: 11 g
Fett: 22 g

ZUBEREITUNG:

1. Zunächst einen Topf ohne Öl erhitzen und den Reis darin für 2 Minuten anrösten. Dabei gelegentlich umrühren.
2. Anschließend Kreuzkümmel und Kurkuma untermischen und mitrösten.
3. Mit dem Wasser ablöschen und für ein paar Minuten garen lassen. Den Topf von der Hitze nehmen und den Deckel mit einem Geschirrtuch abdecken. Den Reis zugedeckt quellen lassen.
4. Sobald das Wasser vom Reis aufgenommen wurde, das Pflanzenfett hinzugeben und vermengen.
5. Die Quellmethode sorgt dafür, dass dem Reis nicht alle Nährstoffe verloren gehen. Sicher kann man den Reis auch wie gewöhnlich kochen, dabei gilt allerdings: Wassermenge 1,5 x Reismenge.

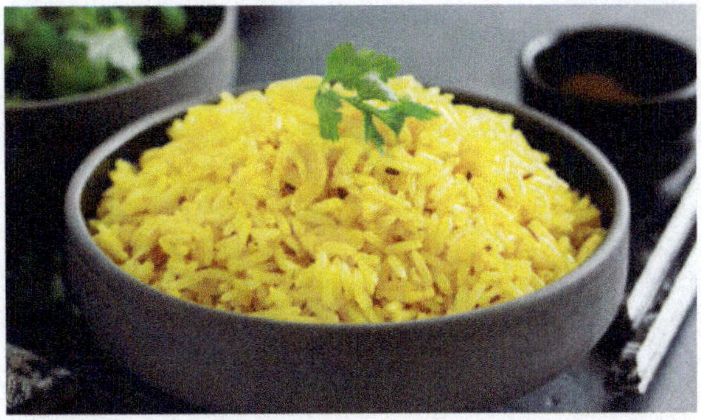

TOMATEN-BROKKOLI-AUFLAUF

ZUTATEN FÜR 2 PORTIONEN:

- 250 g Brokkoli
- 3 Tomaten
- 15 g vegane Margarine
- 1 Prise Hefeflocken
- 1 EL Mehl
- 250 ml Sojamilch

Zubereitungszeit: 25 Minuten, Backzeit: 10 Minuten

NÄHRWERTE PRO PORTION:

Kalorien: 158 kcal
Kohlenhydrate: 13 g
Eiweiß: 8 g
Fett: 7 g

ZUBEREITUNG:

1. Zunächst den Brokkoli waschen und in Röschen teilen. In einen Topf mit gesalzenem Wasser geben und bissfest garen.
2. Währenddessen die Tomaten waschen und in Scheiben schneiden.
3. Den Brokkoli abgießen und mit den Tomaten abwechselnd in eine Auflaufform schichten.
4. Nun 1 TL Margarine in einem Topf zum Schmelzen bringen, das Mehl einrieseln lassen und umrühren. Die Wärmezufuhr verringern und nach und nach die Sojamilch eingießen. Alles gut verrühren, bis die Masse eingedickt ist.
5. Die Sauce über dem Auflauf verteilen. Die restliche Margarine und die Hefeflocken darüber geben und für 10 Minuten bei 200° C backen.

LINSEN-SPINAT-PFANNE

ZUTATEN FÜR 2 PORTIONEN:

- 500 g Spinat
- 50 g Belugalinsen
- 300 ml Wasser
- 1 Paprika, rot, gewürfelt
- ½ grüne Chilischote, in kleine Ringe geschnitten
- 1 Zwiebel, gewürfelt
- 1 TL grünes Masalum
- 1 Prise Salz
- 1 EL Olivenöl

Zubereitungszeit: 20 Minuten, Garzeit: 20 Minuten

NÄHRWERTE PRO PORTION:

Kalorien: 365 kcal
Kohlenhydrate: 33 g
Eiweiß: 17 g
Fett: 16 g

ZUBEREITUNG:

1. Zunächst den Spinat putzen. Anschließend in einem Topf mit Wasser für 5 Minuten kochen.
2. Nun das Masalum hinzugeben und mit einem Stabmixer pürieren.
3. Das Öl in einer Pfanne erhitzen und die Zwiebeln darin glasig andünsten. Linsen und Chili hinzugeben und mit Wasser ablöschen.
4. Alles für 20 Minuten bei mittlerer Wärmezufuhr garen lassen und danach den Spinat hinzugeben.
5. Nochmal kurz aufkochen und mit Salz abschmecken.
6. Die Linsen-Spinat-Pfanne mit den Paprikawürfeln garnieren und servieren.

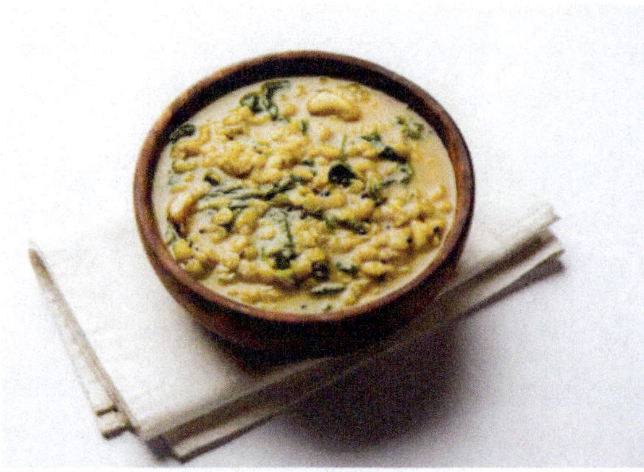

SÜSSE SPEISEN UND DESSERTS

MOUSSE AU MATCHA

ZUTATEN FÜR 2 PORTIONEN:

- 100 g Seidentofu
- ½ EL Matcha-Pulver
- ½ EL Agavendicksaft
- 1 EL Kokosblütenzucker
- 2 EL getrocknete Maulbeeren
- ½ TL Limettenschalen
- ½ TL Limettensaft
- 1 Prise Vanille
- 1 Erdbeere

Zubereitungszeit: 10 Minuten

NÄHRWERTE PRO PORTION:

Kalorien: 103 kcal
Kohlenhydrate: 17 g
Eiweiß: 4 g
Fett: 2 g

ZUBEREITUNG:

1. Zunächst den Tofu halbieren und eine Hälfte mit Limettensaft, -schalen, Agavendicksaft und Matcha in einen Mixer geben und pürieren.
2. Diese Mischung auf 2 Gläser aufteilen.
3. Anschließend den restlichen Tofu zusammen mit Kokosblütenzucker, Maulbeeren und Vanille in den Mixer geben und ebenfalls pürieren.
4. Auch diese Masse in die Gläser füllen und die Mousse bis zum Verzehr im Kühlschrank lagern. Mit jeweils einer halben Erdbeere verziert genießen.

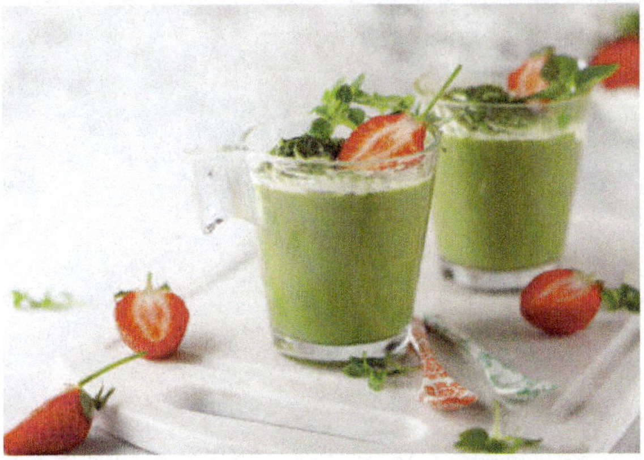

MOUSSE AU CHOCOLAT

ZUTATEN FÜR 2 PORTIONEN:

- 50 g Zartbitterschokolade, vegan
- ½ TL Backpulver
- ½ TL Zitronensaft
- 75 ml Kichererbsenwasser
- ½ TL Vanillezucker
- 2 EL Puderzucker

Zubereitungszeit: 20 Minuten, Kühlzeit: 3-4 Stunden

NÄHRWERTE PRO PORTION:

Kalorien: 192 kcal
Kohlenhydrate: 24 g
Eiweiß: 3 g
Fett: 8 g

ZUBEREITUNG:

1. Für die Zubereitung des Eischnees das Kichererbsenwasser (die Flüssigkeit der eingelegten Kichererbsen) zusammen mit dem Zitronensaft und dem Backpulver kurz aufschlagen.
2. Nun den Puderzucker darüber sieben und den Eischnee weiter schlagen, bis es feste Spitzen zieht. Anschließend beiseitestellen.
3. Nun die Schokolade im Wasserbad schmelzen und danach gut abkühlen lassen.
4. Daraufhin die Schokolade zusammen mit dem Vanillezucker vermischen und vorsichtig unter den Eischnee heben.
5. Die Mousse au Chocolat in Gläser füllen und 3-4 Stunden in den Kühlschrank stellen.

JOGHURTDROPS

ZUTATEN FÜR 2 PORTIONEN:

- 350 g Mandeljoghurt
- 50 g Johannisbeeren
- 1 Apfel

Zubereitungszeit: 10 Minuten, Ruhezeit: 25 Minuten

NÄHRWERTE PRO PORTION:

Kalorien: 140 kcal
Kohlenhydrate: 19 g
Eiweiß: 1 g
Fett: 6 g

ZUBEREITUNG:

1. Zunächst die Johannisbeeren unter fließendem Wasser abwaschen. Den Apfel schälen, entkernen und in Stücke schneiden.
2. Anschließend 150 g Joghurt zusammen mit dem Obst in den Mixer geben und fein pürieren.
3. Nun das Püree in eine Pralinenform oder einen Eiswürfelbehälter geben und im Gefrierfach für 25 Minuten frosten.
4. Den restlichen Joghurt in eine Schale geben und die Drops hinzufügen.
5. Ein sehr erfrischendes Rezept, besonders an warmen Sommertagen.

HIMBEER-KOKOS-DROPS

ZUTATEN FÜR 6 PORTIONEN:

- 50 g Himbeeren
- 60 g Haferflocken
- 30 g Cashewkerne
- 1 ½ EL Kokosöl
- 2 EL Kokosraspel

Zubereitungszeit: 15 Minuten

NÄHRWERTE PRO PORTION:

Kalorien: 343 kcal
Kohlenhydrate: 25 g
Eiweiß: 7 g
Fett: 22 g

ZUBEREITUNG:

1. Das Kokosöl in einen Topf geben und bei niedriger Stufe schmelzen lassen.
2. Die Cashewkerne und Haferflocken in einen Mixer geben.
3. Nun die Himbeeren und das Kokosöl hinzugeben und ebenso mixen.
4. Anschließend aus der Masse Bällchen formen und in Kokosraspeln wälzen.

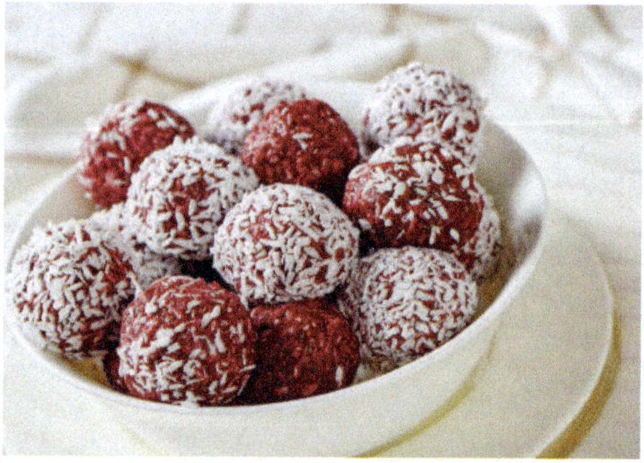

MANGO-MARACUJA-JOGHURT

ZUTATEN FÜR 2 PORTIONEN:

- 1 Mango, reif
- 100 g Sojajoghurt
- 50 ml Maracujasaft
- 25 g Pistazien, gesalzen

Zubereitungszeit: 10 Minuten

NÄHRWERTE PRO PORTION:

Kalorien: 176 kcal
Kohlenhydrate: 18 g
Eiweiß: 6 g
Fett: 7 g

ZUBEREITUNG:

1. Zuerst die Mango von ihrer Schale befreien und entkernen.
2. Anschließend das Fruchtfleisch der Mango, den Joghurt und den Maracujasaft in einen Mixer geben und pürieren.
3. Nun noch die Pistazien hacken und über den Joghurt streuen.

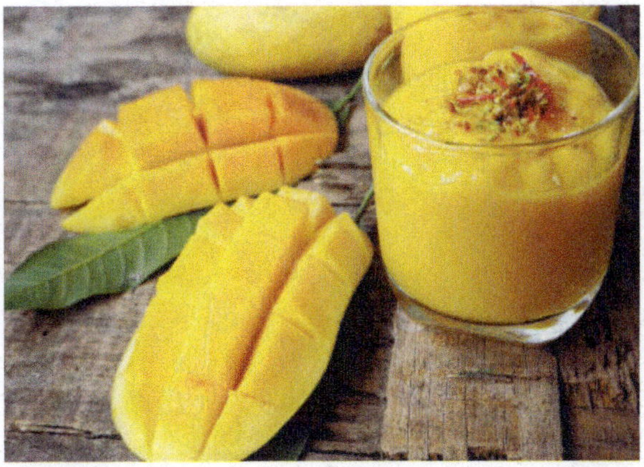

GEBACKENE BIRNE

ZUTATEN FÜR 2 PORTIONEN:

- 2 Birnen
- 2 EL Agavendicksaft
- 2 EL Cashewkerne
- 1 TL Limettenabrieb
- 1 Prise Salz

Zubereitungszeit: 20 Minuten

NÄHRWERTE PRO PORTION:

Kalorien: 184 kcal
Kohlenhydrate: 30 g
Eiweiß: 2 g
Fett: 5 g

ZUBEREITUNG:

1. Als erstes die Birnen waschen, vierteln und die Kerne entfernen.
2. Ein Backblech mit Backpapier auslegen und die Birnen darauf verteilen.
3. Die Birnen für 10 Minuten bei 200°C backen.
4. In der Zwischenzeit die Cashewkerne zusammen mit Limettenabrieb, Agavendicksaft und Salz in eine Pfanne geben und rösten.
5. Zum Schluss die Birnen mit den Cashewkernen bestreuen und servieren.

MANGO-PFIRSICH-CARPACCIO MIT DRESSING

ZUTATEN FÜR 2 PORTIONEN:

- 2 Pfirsiche
- 1 Mango
- 1 Schalotte
- 1 Chilischote, rot
- 1 Msp. Ingwer, fein gerieben
- Saft einer Limette
- 1 EL Sojasauce, hell
- 1 EL Kokosöl

Zubereitungszeit: 10 Minuten

NÄHRWERTE PRO PORTION:

Kalorien: 169 kcal
Kohlenhydrate: 26 g
Eiweiß: 2 g
Fett: 6 g

ZUBEREITUNG:

1. Zuerst die Pfirsiche und die Mango waschen, die Steine entfernen und in Scheiben schneiden. Die Schalotte schälen, halbieren und in Ringe schneiden. Die Chilischote waschen und fein hacken.
2. Anschließend den Ingwer zusammen mit Limettensaft, Kokosöl, Sojasauce und Chili verrühren.
3. Mango- und Pfirsichscheiben auf einem Teller anrichten, die Schalotten darauf verteilen und mit dem Dressing beträufeln.

BLAUBEER-KOKOS-EIS

ZUTATEN FÜR 2 PORTIONEN:

- 100 g Blaubeeren
- 350 ml Kokosmilch
- 60 ml Ahornsirup
- ¼ Zitrone
- ½ TL Vanilleextrakt

Zubereitungszeit: 5 Minuten,
Ruhezeit: 3-4 Stunden

NÄHRWERTE PRO PORTION:

Kalorien: 581 kcal
Kohlenhydrate: 42 g
Eiweiß: 4 g
Fett: 42 g

ZUBEREITUNG:

1. Alle Zutaten in einen Mixer geben und pürieren.
2. Die Eismasse in den Gefrierschank stellen und etwa 3-4 Stunden kühlen, bevor das Eis serviert wird.

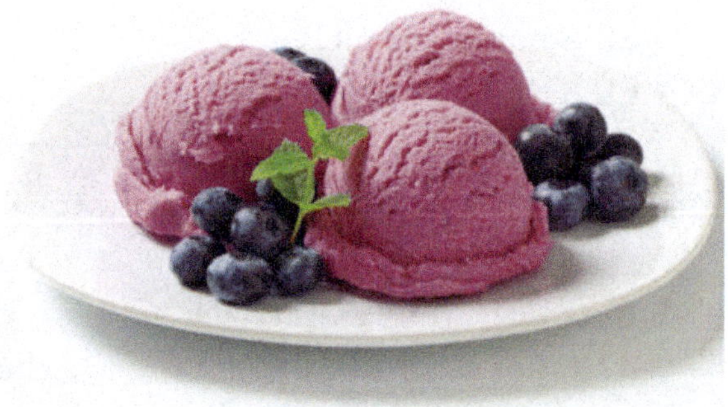

BROWNIES

ZUTATEN FÜR 12 PORTIONEN:

- 125 g dunkles Mandelmus
- 25 g Zartbitterschokolade
- 25 g Kakaopulver
- 3 Bananen
- 1 Prise Salz
- Etwas vegane Margarine

Zubereitungszeit: 10 Minuten, Backzeit: 20 Minuten

NÄHRWERTE PRO PORTION:

Kalorien: 118 kcal
Kohlenhydrate: 9 g
Eiweiß: 3 g
Fett: 7 g

ZUBEREITUNG:

1. Zunächst die Bananen schälen und in Stücke schneiden. Die Schokolade ebenfalls stückeln.
2. Anschließend Bananen und Schokolade zusammen mit Mandelmus, Kakaopulver und Salz in eine Schüssel geben und mit dem Handrührgerät verkneten.
3. Eine Brownie-Form einfetten und den Teig einfüllen.
4. Für 20 Minuten bei 160°C backen.

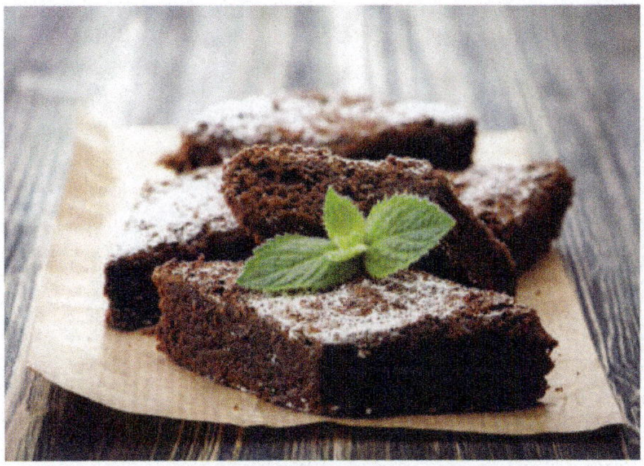

WINTERPLÄTZCHEN

ZUTATEN FÜR 20 PORTIONEN:

- 125 g vegane Margarine
- 200 g Mehl Typ 405
- 150 g Kokosblütenzucker
- 3 EL Pflanzenmilch
- 1 EL Sojamehl
- 1 TL Backpulver
- 1 TL Spekulatiusgewürz
- ½ TL Vanillepulver
- 1 Prise Salz

Zubereitungszeit: 15 Minuten,
Backzeit: 10 Minuten

NÄHRWERTE PRO PORTION:

Kalorien: 119 kcal
Kohlenhydrate: 15 g
Eiweiß: 1 g
Fett: 6 g

ZUBEREITUNG:

1. Zunächst sämtliche Zutaten in eine Schüssel geben und mit dem Handrührgerät verkneten.
2. Den Teig zu einer Kugel formen. Anschließend ausrollen und nach Belieben ausstechen.
3. Die Plätzchen auf ein mit Backpapier ausgelegtes Backblech legen und für 10 Minuten bei 175°C backen.

BANANENPUDDING MIT CASHEWPÜREE

ZUTATEN FÜR 2 PORTIONEN:

- 1 ½ Bananen
- 150 g Erdbeeren
- ½ Avocado
- 75 g Cashewnüsse
- 3 EL Kakaopulver
- 50 ml Wasser
- ½ TL Vanilleextrakt
- 6 Tropfen Stevia

Zubereitungszeit: 10 Minuten,
Ziehzeit: 10 Minuten

NÄHRWERTE PRO PORTION:

Kalorien: 474 kcal
Kohlenhydrate: 42 g
Eiweiß: 10 g
Fett: 27 g

ZUBEREITUNG:

1. Die Bananen schälen und in Scheiben schneiden. Die Avocado halbieren, den Stein entfernen, das Fruchtfleisch mit einem Löffel herauslösen und kleinschneiden. Beides zusammen mit dem Kakao, Vanilleextrakt, Wasser und 2 Tropfen Stevia in einen Mixer geben und pürieren.
2. Nun die Cashewnüsse zusammen mit Wasser und 2 Tropfen Stevia ebenfalls in den Mixer geben und pürieren.
3. Die Erdbeeren waschen, das Grün entfernen und vierteln. Mit 2 Tropfen Stevia beträufeln und 10 Minuten einziehen lassen.
4. Den Bananenpudding auf Schälchen aufteilen, mit den Erdbeeren belegen und mit dem Cashewpüree garnieren.

APFELMUS

ZUTATEN FÜR 4 PORTIONEN:

- 500 g Äpfel
- 175 g Gelier-Xylit
- 100 ml Wasser
- ¼ TL Zimt
- Saft einer viertel Zitrone

Zubereitungszeit: 20 Minuten

NÄHRWERTE PRO PORTION:

Kalorien: 185 kcal
Kohlenhydrate: 18 g
Eiweiß: 0 g
Fett: 0 g

ZUBEREITUNG:

1. Zunächst die Schale der Äpfel entfernen, die Kerne herauslösen und die Frucht vierteln. In einem Topf Wasser erwärmen, Zitronensaft hinzufügen und die Apfelspalten darin kochen.
2. Sie sind fertig, wenn sie weich sind.
3. Nun die Apfelspalten in einen Mixer geben und pürieren. Die pürierten Äpfel mit Xylit und Zimt vermengen, in den Topf geben und 4 Minuten kochen lassen.
4. Das Apfelmus in Schüsseln verteilt servieren und genießen.

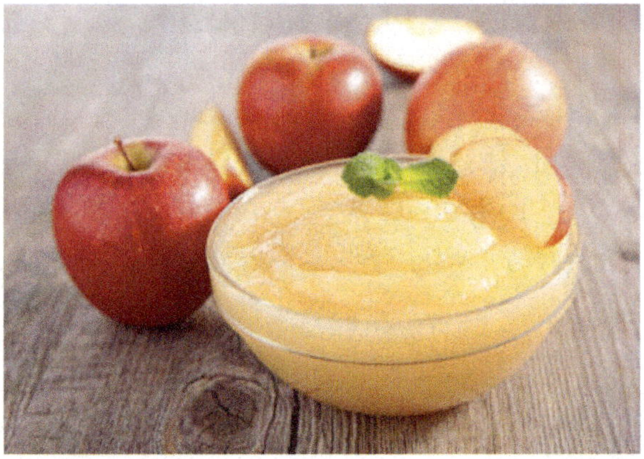

KOKOSDESSERT

ZUTATEN FÜR 2 PORTIONEN:

- ½ Mango
- 250 g Sojajoghurt
- 2 EL Kokoschips
- 2 EL Kokosraspeln
- 1 EL Agavendicksaft

Zubereitungszeit: 5 Minuten

NÄHRWERTE PRO PORTION:

Kalorien: 242 kcal
Kohlenhydrate: 16 g
Eiweiß: 7 g
Fett: 15 g

ZUBEREITUNG:

1. Die Mango von der Schale befreien und mit einem Mixer pürieren.
2. Den Sojajoghurt mit den Kokosraspeln und dem Agavendicksaft gut verrühren.
3. Den Kokosjoghurt in kleine Schälchen verteilen, das Mangomus darüber geben und mit den Kokoschips bestreuen.

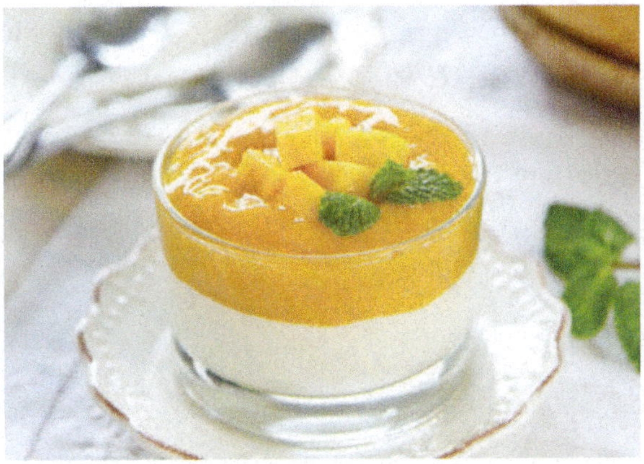

MANDELPUDDING

ZUTATEN FÜR 2 PORTIONEN:

- 50 g Basilikumsamen
- 400 ml Mandelmilch
- 2 EL Mandelblättchen
- 25 g Mandelmus
- ¼ TL Vanillepulver
- 60 g Xylit

Zubereitungszeit: 15 Minuten

NÄHRWERTE PRO PORTION:

Kalorien: 296 kcal
Kohlenhydrate: 18 g
Eiweiß: 6 g
Fett: 14 g

ZUBEREITUNG:

1. Zunächst die Basilikumsamen zusammen mit der Milch, dem Vanillepulver und dem Xylit in einen Topf geben und einmal kurz aufkochen. Anschließend alles in eine Schüssel füllen und etwas abkühlen lassen.
2. Danach das Mandelmus zur Puddingmasse geben und verrühren, bis eine cremige Substanz entstanden ist.
3. Als Topping die Mandelblättchen über den Pudding streuen.

SNACKS

FITNESS-POMMES

ZUTATEN FÜR 2 PORTIONEN:

- 2 Süßkartoffeln
- 1 Knoblauchzehe
- 2 EL Pflanzenöl
- Salz und Pfeffer

Zubereitungszeit: 15 Minuten, Backzeit: 30 Minuten

NÄHRWERTE PRO PORTION:

Kalorien: 431 kcal
Kohlenhydrate: 73 g
Eiweiß: 5 g
Fett: 11 g

ZUBEREITUNG:

1. Als erstes den Backofen auf 220°C vorheizen.
2. Die Knoblauchzehe fein reiben.
3. Nun die Kartoffeln in etwa 1 cm dicke Streifen schneiden. Zusammen mit dem Öl, Salz, Pfeffer und Knoblauch in eine Schüssel geben und vermengen.
4. Anschließend ein Backblech mit Backpapier auslegen, die Pommes darauf verteilen und in den Ofen geben.
5. Nach ca. 15 Minuten die Pommes einmal wenden und so lange backen, bis sie knusprig sind.

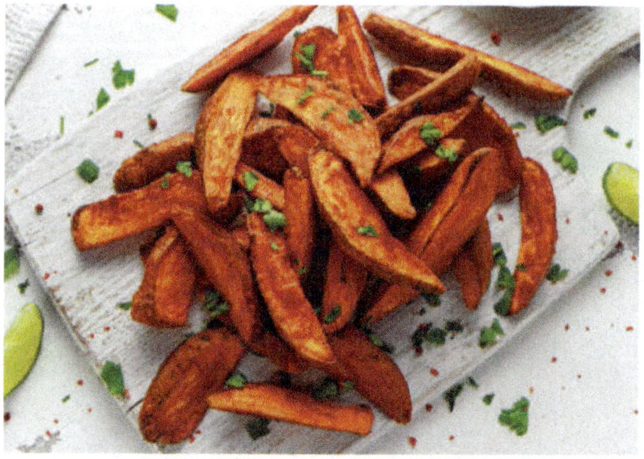

TOFU MIT OLIVEN

ZUTATEN FÜR 2 PORTIONEN:

- 200 g Tofu
- 4 EL grüne und schwarze Oliven
- 50 ml Olivenöl
- 50 ml Apfelessig
- 1 Zitrone
- 1 TL Oregano
- 1 Prise Salz

Zubereitungszeit: 10 Minuten, Ruhezeit: 20 Minuten

NÄHRWERTE PRO PORTION:

Kalorien: 320 kcal
Kohlenhydrate: 3 g
Eiweiß: 9 g
Fett: 31 g

ZUBEREITUNG:

1. Zunächst den Tofu gut auspressen und in Würfel schneiden.
2. Anschließend die Oliven ebenfalls kleinschneiden. Die Zitrone halbieren und auspressen. Oliven und Zitronensaft zusammen mit dem Olivenöl, Apfelessig, Oregano und Salz verrühren.
3. Die Tofu-Würfel in die Marinade legen und etwa 20 Minuten ziehen lassen.
4. Auf zwei Tellern aufteilen und servieren.

AUBERGINE MIT SONNENBLUMENKERNDIP

ZUTATEN FÜR 2 PORTIONEN:

- 1 kleine Aubergine
- 100 g Sonnenblumenkerne
- 125 ml Wasser
- 2 EL Olivenöl
- 1 EL Zitronensaft
- 1 Prise Knoblauchpulver
- Salz und Pfeffer

Zubereitungszeit: 20 Minuten, Backzeit: 15 Minuten

NÄHRWERTE PRO PORTION:

Kalorien: 446 kcal
Kohlenhydrate: 9 g
Eiweiß: 13 g
Fett: 38 g

ZUBEREITUNG:

1. Zunächst die Aubergine waschen und in Scheiben schneiden.
2. Anschließend den Zitronensaft mit Wasser und Salz mischen und die Scheiben darin für 10 Minuten marinieren.
3. Ein Backblech mit Backpapier auslegen und die Scheiben darauf verteilen.
4. Im Backofen bei 180°C für 15 Minuten backen.
5. Währenddessen Sonnenblumenkerne, Olivenöl, Knoblauchpulver und Pfeffer in einen Mixer geben und pürieren.
6. Die Auberginenscheiben mit dem Dip anrichten und servieren.

APFELCHIPS

ZUTATEN FÜR 2 PORTIONEN:

- 2 säuerliche Äpfel, z.B. Boskop oder Elstar
- 4 EL Zitronensaft

Zubereitungszeit: 10 Minuten, Ruhezeit: 1 Stunde

NÄHRWERTE PRO PORTION:

Kalorien: 71 kcal
Kohlenhydrate: 16 g
Eiweiß: 1 g
Fett: 0 g

ZUBEREITUNG:

1. Die Äpfel waschen und trocken tupfen. Anschließend in dünne Scheiben schneiden und mit dem Zitronensaft bepinseln.
2. Den Backofen auf 80°C vorheizen.
3. Ein Backblech mit Backpapier auslegen und die Scheiben darauf verteilen.
4. In den Ofen geben und für etwa 1 Stunde darin trocknen.

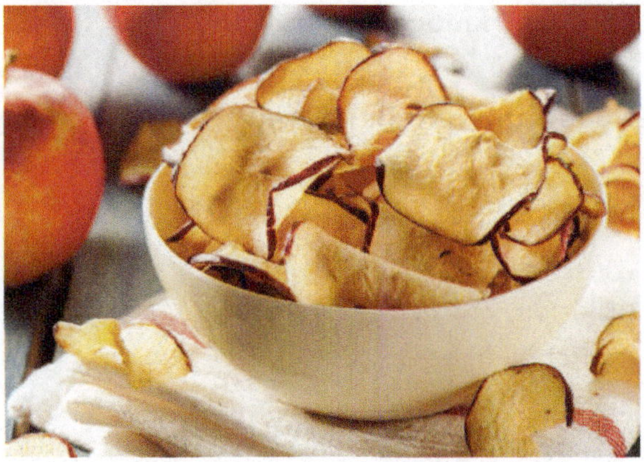

ROTE BETE
CARPACCIO MIT NÜSSEN

ZUTATEN FÜR 2 PORTIONEN:

- 2 Rote Beete, gekocht
- 2 EL Walnüsse, gehackt und geröstet
- ½ Paprika, gelb
- 1 EL Meerrettich, fein gerieben
- 2 EL Kresse
- 2 EL Walnussöl
- 2 EL Himbeer-Essig

Zubereitungszeit: 10 Minuten

NÄHRWERTE PRO PORTION:

Kalorien: 253 kcal
Kohlenhydrate: 15 g
Eiweiß: 5 g
Fett: 18 g

ZUBEREITUNG:

1. Zuerst die Paprika waschen, entkernen und in Würfel schneiden. Mit Meerrettich vermengen.
2. Im Anschluss die Rote Beete in Scheiben schneiden. Auf einem Teller anrichten und mit den Nüssen bestreuen.
3. Die Paprikamischung ebenfalls auf der Roten Beete verteilen und mit Kresse bestreuen.
4. Zum Schluss mit Walnussöl und Himbeer-Essig verfeinern.

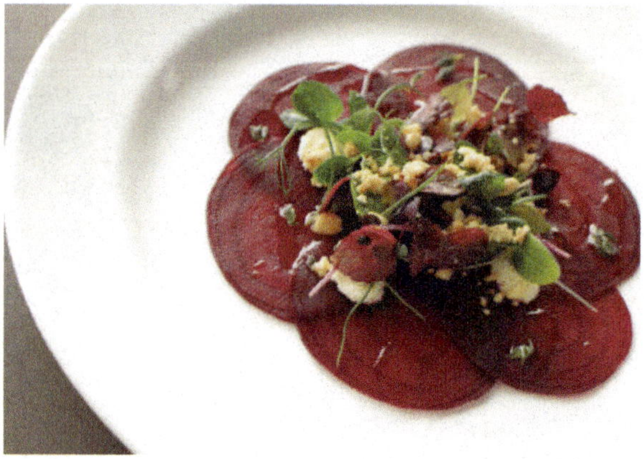

FLADENBROT

ZUTATEN FÜR 2 PORTIONEN:

- 90 g Vollkornmehl
- 30 g Sojajoghurt
- 1 TL Backpulver
- 1 Prise Salz
- 30 ml Wasser, lauwarm

Zubereitungszeit: 20 Minuten

NÄHRWERTE PRO PORTION:

Kalorien: 155 kcal
Kohlenhydrate: 28 g
Eiweiß: 6 g
Fett: 1 g

ZUBEREITUNG:

1. Das Mehl zusammen mit dem Backpulver, dem Sojajoghurt, dem Salz und dem Wasser in eine Schüssel geben und miteinander verrühren.
2. Den Teig ordentlich durchkneten und für 5-10 Minuten ruhen lassen.
3. Anschließend in 2 Stücke schneiden und aus dem Teig Kugeln formen. Daraufhin die Teigkugeln dünn ausrollen und in eine erhitzte Pfanne geben.
4. Die Brote in der Pfanne von beiden Seiten knusprig braten.

TOMATEN-CHUTNEY

ZUTATEN FÜR 2 PORTIONEN:

- 5 Tomaten
- 1 TL Ingwerpulver
- 25 g Senf
- 40 g Zucker
- 40 g Rosinen
- 1 Prise Paprikapulver, edelsüß
- 1 TL Essig
- 1 TL Öl
- 1 Prise Chili, gemahlen

Zubereitungszeit: 10 Minuten, Kochzeit: 10 Minuten

NÄHRWERTE PRO PORTION:

Kalorien: 202 kcal
Kohlenhydrate: 40 g
Eiweiß: 3 g
Fett: 3 g

ZUBEREITUNG:

1. Die Tomaten waschen und in Stücke schneiden.
2. Für einige Sekunden das Öl mit dem Senf und dem Paprikapulver in einem Topf erhitzen und anschließend die Tomatenstücke, den Ingwer und die Rosinen hinzugeben.
3. Alles zusammen vermischen, den Essig dazugeben und danach 5 Minuten köcheln lassen.
4. Nun den Zucker und den Chili hinzufügen.
5. Weitere 5 Minuten köcheln lassen und vor dem Verzehr kurz kaltstellen.

GERÖSTETE KICHERERBSEN

ZUTATEN FÜR 2 PORTIONEN:

- 1 Dose Kichererbsen
- 1 EL Knoblauchpulver
- 1 EL Paprika- oder Chilipulver
- Olivenöl

Zubereitungszeit: 10 Minuten,
Backzeit: 40 Minuten

NÄHRWERTE PRO PORTION:

Kalorien: 302 kcal
Kohlenhydrate: 32 g
Eiweiß: 12 g
Fett: 11 g

ZUBEREITUNG:

1. Die Dose öffnen, die Kichererbsen abgießen und mit Wasser abspülen. Anschließend ordentlich mit einem Küchentuch abtrocknen. Je trockener sie sind, desto knuspriger werden sie.
2. Nun in eine Schüssel geben und mit Olivenöl vermengen.
3. Die Kichererbsen auf ein mit Backpapier ausgelegtes Backblech legen und in den vorgeheizten Ofen mit 180°C für 25-30 Minuten schieben.
4. Anschließend die Kichererbsen in die bereits verwendete Schüssel geben, die Gewürze hinzufügen und alles gut miteinander vermischen.
5. Danach wieder auf ein Backblech legen und für etwa 10 Minuten in den Ofen schieben, bis sie goldbraun und knusprig sind.

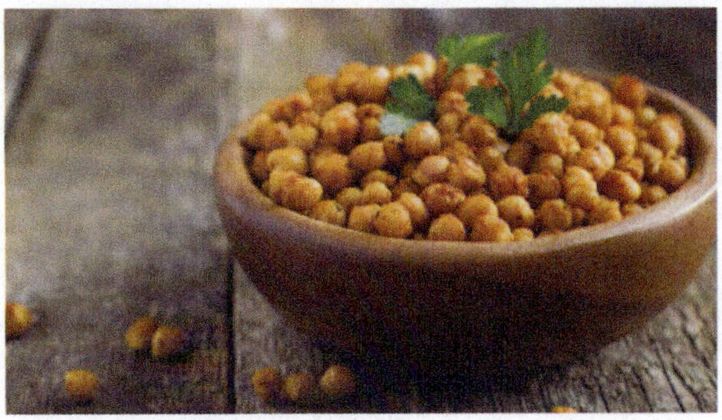

AUFSTRICHE UND DIPS

KRÄUTERQUARK

ZUTATEN FÜR 2 PORTIONEN:

- 100 g Sojaquark
- ½ Knoblauchzehe
- 1 TL Basilikum
- 1 TL Petersilie
- ½ TL Dill
- ½ TL Oregano
- ½ TL Schnittlauch
- ½ TL Olivenöl
- ½ TL Zitronensaft
- 1 Prise Salz

Zubereitungszeit: 10 Minuten

NÄHRWERTE PRO PORTION:

Kalorien: 91 kcal
Kohlenhydrate: 4 g
Eiweiß: 6 g
Fett: 5 g

ZUBEREITUNG:

1. Zunächst die Knoblauchzehe schälen und fein hacken.
2. Die Kräuter putzen und ebenfalls fein hacken.
3. Anschließend den Quark in eine Schüssel geben, Öl und Zitronensaft hinzufügen und alles gut verrühren. Mit den Kräutern würzen, den Knoblauch hineingeben und alles nochmals gut vermengen.
4. Zum Schluss den Kräuterquark mit Salz abschmecken.

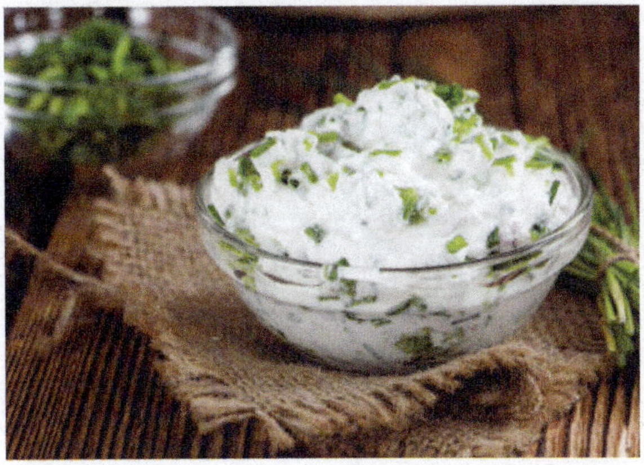

TOMATENAUFSTRICH

ZUTATEN FÜR 2 PORTIONEN:

- 75 g Cashewkerne, eingeweicht
- 2 getrocknete Tomaten
- 1 TL Hefeflocken
- ½ TL Oregano
- 1 Prise Paprikapulver
- 1 Prise Salz

Zubereitungszeit: 5 Minuten

NÄHRWERTE PRO PORTION:

Kalorien: 246 kcal
Kohlenhydrate: 14 g
Eiweiß: 7 g
Fett: 18 g

ZUBEREITUNG:

1. Die eingeweichten Cashewkerne zusammen mit den Tomaten, den Hefeflocken und den Gewürzen in einen Mixer geben und alles pürieren.
2. Den fertigen Aufstrich in ein Schraubglas füllen und kühl lagern.
3. Der Aufstrich hält sich im Kühlschrank einige Tage.

ERDBEERMARMELADE

ZUTATEN FÜR 2 PORTIONEN:

- 100 g Erdbeeren
- ½ TL Vanillepulver
- 50 g getrocknete Feigen

Zubereitungszeit: 10 Minuten, Ruhezeit: 1 Stunde

NÄHRWERTE PRO PORTION:

Kalorien: 41 kcal
Kohlenhydrate: 8 g
Eiweiß: 1 g
Fett: 0 g

ZUBEREITUNG:

1. Zuerst die Erdbeeren waschen, den Strunk entfernen und halbieren.
2. Die Erdbeeren zusammen mit den Feigen und dem Vanillepulver in einen Mixer geben und pürieren.
3. Die Marmelade in Gläser füllen und in den Kühlschrank stellen.
4. Gut gekühlt hält sie sich einige Tage.

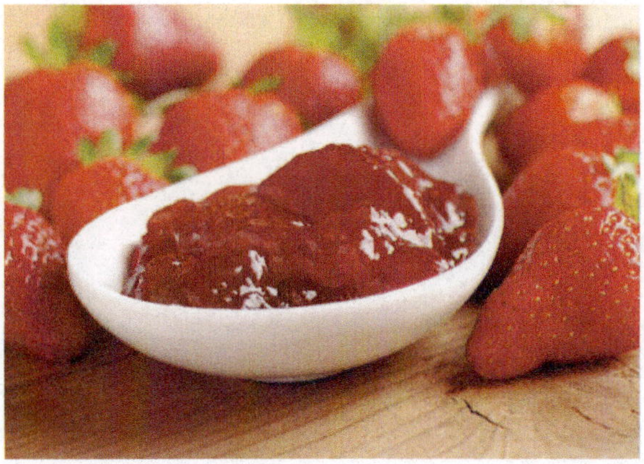

KIWI-PAPAYA-CREME

ZUTATEN FÜR 2 PORTIONEN:

- 2 Kiwis, gelb und grün
- 1 kleine Papaya
- 4 EL gepuffter Quinoa
- 4 EL Cashew-Milch

Zubereitungszeit: 5 Minuten

NÄHRWERTE PRO PORTION:

Kalorien: 117 kcal
Kohlenhydrate: 20 g
Eiweiß: 3 g
Fett: 2 g

ZUBEREITUNG:

1. Zunächst die Kiwis schälen und in Würfel schneiden.
2. Anschließend die Papaya schälen, entkernen und die Milch hinzugeben. Alles im Mixer pürieren.
3. Die Creme in eine Schale geben und mit Kiwi und Quinoa garnieren.

KICHERERBSENCREME

ZUTATEN FÜR 2 PORTIONEN:

- 100 g Kichererbsen
- 1 Knoblauchzehe
- 20 ml Apfelsaft
- Saft einer halben Zitrone
- 1 EL Tahini Paste
- 1 EL Koriander, gehackt
- 1 Prise Chilipulver
- 2 EL Olivenöl

Zubereitungszeit: 10 Minuten,
Ruhezeit: 1 Stunde

NÄHRWERTE PRO PORTION:

Kalorien: 237 kcal
Kohlenhydrate: 11 g
Eiweiß: 4 g
Fett: 18 g

ZUBEREITUNG:

1. Zuerst die Knoblauchzehe schälen und hacken.
2. Zusammen mit Kichererbsen, Apfelsaft, Zitronensaft, Tahini Paste, Koriander, Chilipulver und Öl in einen Mixer geben und pürieren.

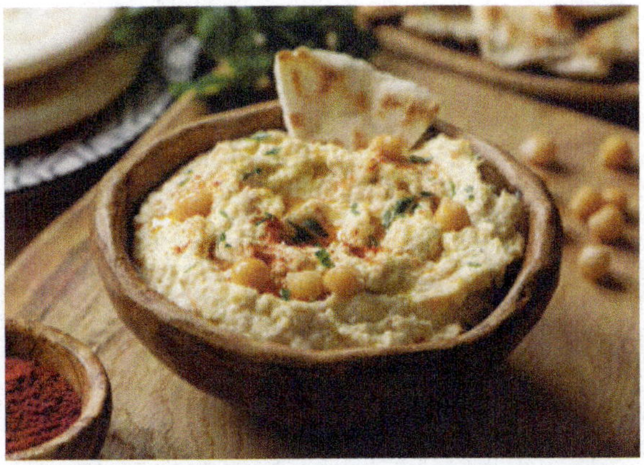

APRIKOSEN-DATTEL-CREME

ZUTATEN FÜR 2 PORTIONEN:

- 50 g getrocknete Aprikosen
- 50 g getrocknete Datteln
- 25 g Cashewkerne
- 25 g Kakaopulver

Zubereitungszeit: 5 Minuten

NÄHRWERTE PRO PORTION:

Kalorien: 203 kcal
Kohlenhydrate: 25 g
Eiweiß: 6 g
Fett: 7 g

ZUBEREITUNG:

1. Aprikosen, Datteln, Cashewkerne und Kakaopulver in einen Mixer geben und pürieren.
2. Die Creme in Gläser füllen und bis zum Verzehr kaltstellen.

GETRÄNKE

GRÜNER BEEREN-SMOOTHIE

ZUTATEN FÜR 2 PORTIONEN:

- 200 g Babyspinat
- ¼ Gurke
- 1 Orange
- 100 g Erdbeeren
- 50 g Blaubeeren
- 1 EL Spirulina
- 200 ml Wasser

Zubereitungszeit: 5 Minuten

NÄHRWERTE PRO PORTION:

Kalorien: 140 kcal
Kohlenhydrate: 19 g
Eiweiß: 5 g
Fett: 4 g

ZUBEREITUNG:

1. Zuerst den Spinat gut putzen. Die Gurke schälen und in Stücke schneiden. Erdbeeren und Blaubeeren waschen und halbieren. Die Orange schälen und in Stücke schneiden.
2. Nun den Spinat zusammen mit dem Wasser, der Gurke, der Orange und dem Spirulina in einen Mixer geben und fein pürieren.
3. Den Smoothie in 2 Gläser füllen und mit den Beeren garnieren.

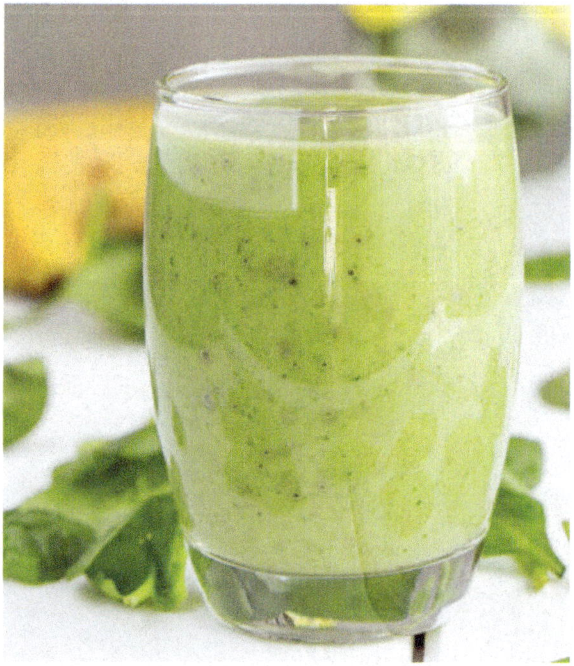

ORANGENER SMOOTHIE

ZUTATEN FÜR 2 PORTIONEN:

- 2 Maracujas
- 1 Banane
- 2 Orangen
- ½ Drachenfrucht
- 1 EL Limettensaft
- 150 ml Wasser
- 1 TL Kokosöl

Zubereitungszeit: 5 Minuten

NÄHRWERTE PRO PORTION:

Kalorien: 193 kcal
Kohlenhydrate: 37 g
Eiweiß: 4 g
Fett: 2 g

ZUBEREITUNG:

1. Zuerst die Maracujas, die Orangen und die Drachenfrucht halbieren und das Fruchtfleisch mit einem Löffel herauslösen. Die Banane schälen und in Stücke schneiden.
2. Das Fruchtfleisch zusammen mit der Banane, dem Limettensaft, Wasser und Kokosöl in einen Mixer geben und pürieren.
3. In zwei Gläser füllen und genießen.

PAPAYA-BANANEN-SMOOTHIE

ZUTATEN FÜR 2 PORTIONEN:

- ½ Papaya
- 1 Banane
- ½ Zitrone, Saft davon
- 350 ml Orangensaft
- 1 Msp. Ingwer, gerieben

Zubereitungszeit: 5 Minuten

NÄHRWERTE PRO PORTION:

Kalorien: 133 kcal
Kohlenhydrate: 29 g
Eiweiß: 2 g
Fett: 1 g

ZUBEREITUNG:

1. Zuerst die Papaya schälen und in kleine Stücke schneiden.
2. Die Banane schälen und ebenso klein schneiden.
3. Beides mit dem Orangensaft und etwa der Hälfte des Zitronensaftes in einen Mixer geben und pürieren.
4. In zwei Gläser füllen, die andere Hälfte des Zitronensaftes sowie den Ingwer dazugeben und genießen.

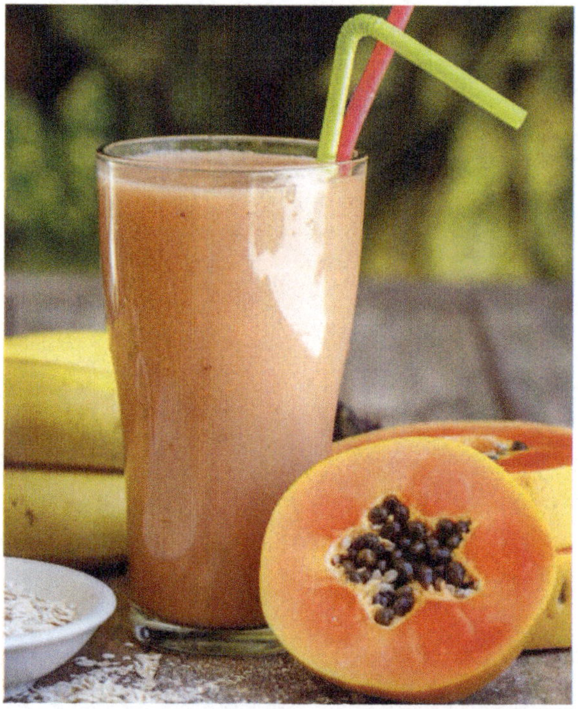

ZITRONEN-BUTTERMILCH MIT ERDBEEREN

ZUTATEN FÜR 2 PORTIONEN:

- 400 ml vegane Buttermilch
- 400 g Erdbeeren
- 2 EL Zitronensaft

Zubereitungszeit: 10 Minuten, Ruhezeit: 1 Stunde

NÄHRWERTE PRO PORTION:

Kalorien: 147 kcal
Kohlenhydrate: 22 g
Eiweiß: 8 g
Fett: 2 g

ZUBEREITUNG:

1. Die Erdbeeren waschen und das Grün entfernen.
2. Nun die Buttermilch zusammen mit den Erdbeeren und dem Zitronensaft in einen Mixer geben und pürieren.
3. In zwei Gläser füllen und genießen.

30-TAGE-CHALLENGE
FÜR EINEN KNACKIGEN PO

Du möchtest noch gerne etwas für deine Fitness machen und bist bereit für eine 30-Tage-Challenge? Super! Auf den folgenden Seiten erwarten dich ideale Übungen für einen festen und knackigen Po. Gerne kannst du noch heute damit beginnen und dich der Herausforderung stellen. Du wirst merken: Es lohnt sich für dich!

Falls du keinen Muskelkater spürst, so ist es empfehlenswert, jeden Tag die Übungen wie beschrieben auszuführen. Andernfalls lege einfach einen Tag Pause ein, so dass der Körper regenerieren und wieder Kraft tanken kann. Und nun viel Spaß und viel Erfolg!

BEINHEBER

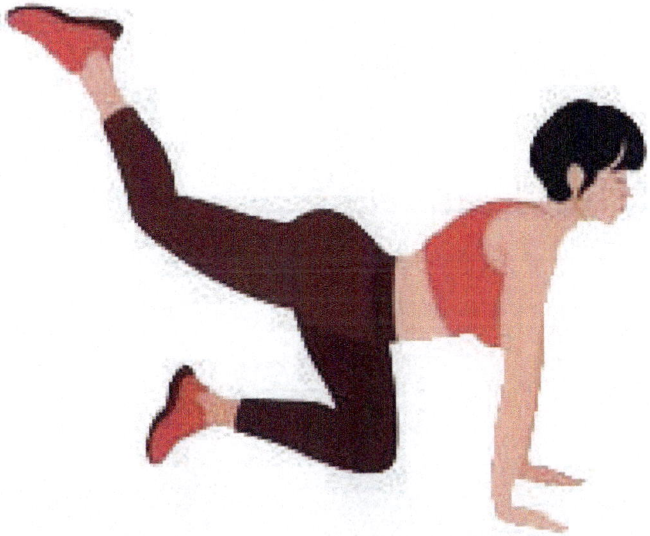

Beim Beinheber wird dein Po sehr gut trainiert. Daneben beanspruchst du mit dieser Übung zusätzlich noch deine Beine und deinen unteren Rücken.

Starte hierfür im Vierfüßlerstand. Die Arme befinden sich unter den Schultern, die Knie unter der Hüfte. Hebe nun ein Bein gestreckt vom Boden ab. Auf Höhe der Hüfte winkelst du es an, sodass die Fußsohle nach oben zeigt. Schiebe diese dann noch weiter Richtung Decke. Halte diese Position für 3 Sekunden und kehre wieder in die Ausganspositon zurück. Wechsele nach 12-15 Wiederholungen dann das Bein. Achte während der Übung darauf, dass dein Rücken durchgestreckt ist.

10-15 Wiederholungen und 3 Durchgänge pro Bein

LUNGES

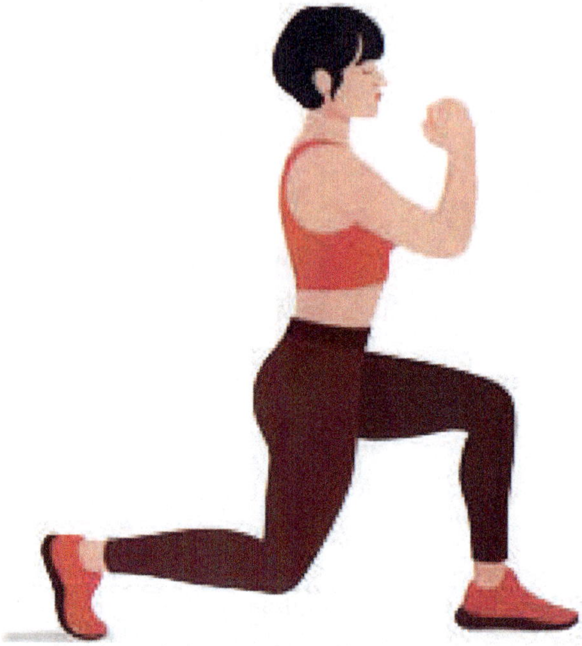

Diese Übung ist ideal für einen knackigen Po. Zusätzlich werden dabei deine Oberschenkel mittrainiert.

Stelle dich aufrecht hin und mache einen großen Schritt nach vorne. Senke nun deinen Po, bis der vordere Ober- und Unterschenkel einen rechten Winkel bilden. Das Knie sollte dabei nicht über den Fuß hinausragen. Gehe nun mit dem hinteren Knie schön tief. Halte diese Position für etwa 5 Sekunden und wechsele anschließend das Bein.

10-15 Wiederholungen und 3 Durchgänge pro Bein

SQUATS

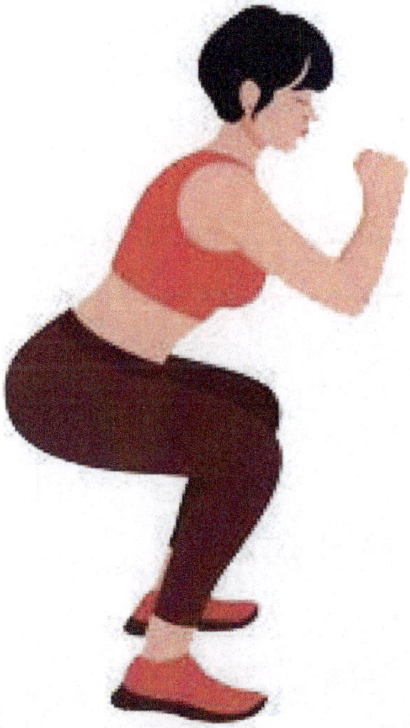

Diese Übung ist ein absoluter Klassiker für einen festen Po.

Stelle dich aufrecht hin und spanne deine Bauchmuskeln an. Die Beine sind etwa hüftbreit auseinander. Gehe nun tief in die Knie und achte darauf, dass dein Po nach hinten geht. Deine Knie sollten dabei in einer Linie mit den Zehen sein. Achte während der Übung auch auf einen geraden Rücken.

10-15 Wiederholungen und 3 Durchgänge

SUMO SQUATS

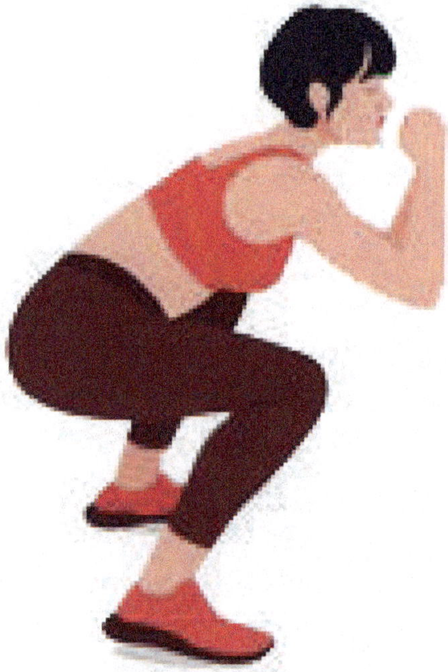

Auch diese Übung sorgt für einen festen und knackigen Po. Daneben werden hier auch noch deine Oberschenkel sehr gut trainiert.

Stelle dich aufrecht hin, dein Bauch ist fest angespannt. Die Beine sind breiter als hüftbreit auseinander. Die Fußspitzen sind in einem 45 Grad-Winkel nach außen geöffnet. Beuge nun deine Knie und Hüfte und gehe in eine tiefe Hocke. Halte diese Position für einige Sekunden und gehe dann wieder in die Ausgangsposition.

10-15 Wiederholungen und 3 Durchgänge

STANDWAAGE

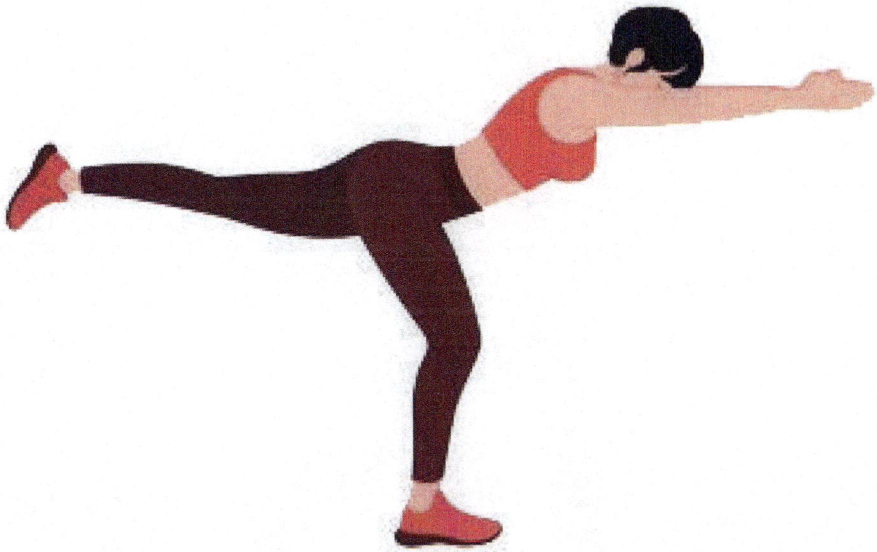

Diese Übung stärkt ideal deinen Po und gleichzeitig werden ebenso deine Oberschenkel, dein Rücken und auch dein Rumpf gekräftigt.

Stelle dich aufrecht hin, deine Füße sind etwa hüftbreit auseinander. Gebe nun das Gewicht auf ein Bein, das andere Bein hebst du gestreckt hoch. Deinen Oberkörper beugst du nun mit gestreckten Armen nach vorne. Dein Rücken und das gestreckte Bein sollten dabei idealerweise eine Linie bilden. Halte diese Position für 3-4 Sekunden und gehe anschließend wieder in die Ausgangsposition zurück. Achte während der gesamten Übung darauf, dass deine Bauchmuskeln angespannt sind.

5-10 Wiederholungen und 3 Durchgänge pro Bein

SEITLICHER AUSFALLSCHRITT

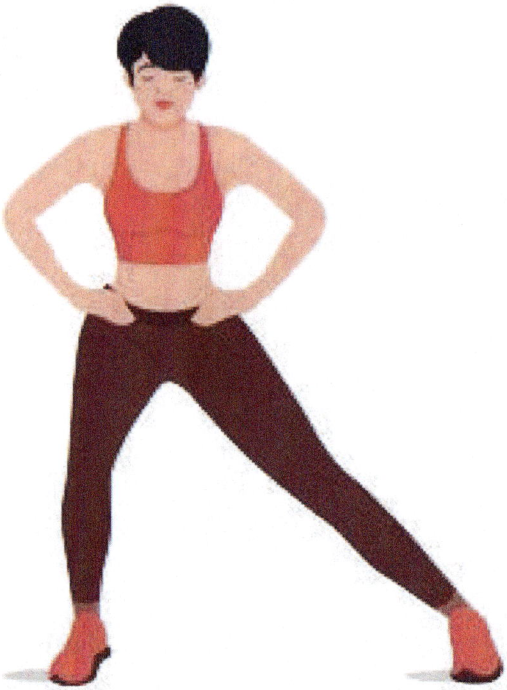

Diese Übung ist eine der effektivsten für den Po überhaupt. Zusätzlich stärkst du dabei deine Oberschenkel.

Stelle dich für diese Übung aufrecht hin und mache einen großen Ausfallschritt zur Seite. Das linke Bein wird dabei tief gebeugt und das Gewicht darauf verlagert, das rechte bleibt gerade. Senke nun deinen Po, bis er auf Höhe des linken Knies ist. Halte diese Position für etwa 10 Sekunden und wechsele anschließend das Bein. Beide Knie und Zehenspitzen zeigen nach vorne und der Oberkörper bleibt während der gesamten Übung aufrecht.

10-15 Wiederholungen und 3 Durchgänge pro Bein

HÜFTSTOSS

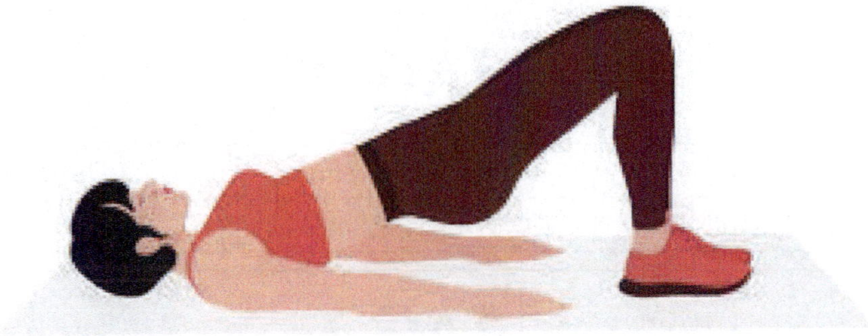

Bei dieser Übung stärkst du deinen Po und daneben auch deine Oberschenkel und den Bauch.

Begebe dich hierfür auf eine Matte. Deine Arme legst du parallel zum Körper auf den Boden, die Handflächen zeigen nach unten. Stelle nun deine Beine angewinkelt auf und hebe deinen Körper so an, dass dieser eine Gerade bildet. Spanne deinen Po an und halte die Position für etwa 10 Sekunden. Anschließend senkst du deinen Po, legst diesen aber nicht auf der Matte ab und führst die Übung wieder durch. Achte während der Ausführung darauf, dass dein Po, deine Oberschenkel und deine Körpermitte stets angespannt sind.

8-12 Wiederholungen und 3 Durchgänge

TAG 1

Beinheber	10 Wiederholungen	2 Durchgänge
Lunges	10 Wiederholungen	2 Durchgänge

TAG 2

Squats	10 Wiederholungen	2 Durchgänge
Seitlicher Ausfallschritt	10 Wiederholungen	2 Durchgänge

TAG 3

Hüftstoß	8 Wiederholungen	2 Durchgänge
Sumo Squats	10 Wiederholungen	2 Durchgänge

TAG 4

Lunges	12 Wiederholungen	2 Durchgänge
Standwaage	5 Wiederholungen	2 Durchgänge

TAG 5

Beinheber	12 Wiederholungen	2 Durchgänge
Seitlicher Ausfallschritt	12 Wiederholungen	2 Durchgänge

TAG 6

Hüftstoß	10 Wiederholungen	2 Durchgänge
Squats	12 Wiederholungen	2 Durchgänge

TAG 7

Sumo Squats	12 Wiederholungen	2 Durchgänge
Standwaage	7 Wiederholungen	2 Durchgänge

TAG 8

Seitlicher Ausfallschritt	14 Wiederholungen	2 Durchgänge
Lunges	14 Wiederholungen	2 Durchgänge

TAG 9

Squats	14 Wiederholungen	2 Durchgänge
Beinheber	14 Wiederholungen	2 Durchgänge

TAG 10

Standwaage	9 Wiederholungen	2 Durchgänge
Hüftstoß	11 Wiederholungen	2 Durchgänge

TAG 11

Lunges	15 Wiederholungen	2 Durchgänge
Sumo Squats	14 Wiederholungen	2 Durchgänge

TAG 12

Beinheber	15 Wiederholungen	2 Durchgänge
Squats	15 Wiederholungen	2 Durchgänge

TAG 13

Seitlicher Ausfallschritt	15 Wiederholungen	2 Durchgänge
Standwaage	10 Wiederholungen	2 Durchgänge

TAG 14

Sumo Squats	15 Wiederholungen	2 Durchgänge
Hüftstoß	12 Wiederholungen	2 Durchgänge

TAG 15

Lunges	10 Wiederholungen	2 Durchgänge
Squats	10 Wiederholungen	2 Durchgänge

TAG 16

Standwaage	5 Wiederholungen	2 Durchgänge
Beinheber	10 Wiederholungen	2 Durchgänge

TAG 17

Sumo Squats	10 Wiederholungen	2 Durchgänge
Seitlicher Ausfallschritt	10 Wiederholungen	2 Durchgänge

TAG 18

Hüftstoß	8 Wiederholungen	2 Durchgänge
Lunges	12 Wiederholungen	2 Durchgänge

TAG 19

Beinheber	12 Wiederholungen	2 Durchgänge
Sumo Squats	12 Wiederholungen	2 Durchgänge

TAG 20

Squats	12 Wiederholungen	2 Durchgänge
Standwaage	7 Wiederholungen	2 Durchgänge

TAG 21

Seitlicher Ausfallschritt	12 Wiederholungen	2 Durchgänge
Hüftstoß	10 Wiederholungen	2 Durchgänge

TAG 22

Lunges	13 Wiederholungen	2 Durchgänge
Beinheber	13 Wiederholungen	2 Durchgänge

TAG 23

Sumo Squats	13 Wiederholungen	2 Durchgänge
Standwaage	9 Wiederholungen	2 Durchgänge

TAG 24

Seitlicher Ausfallschritt	13 Wiederholungen	2 Durchgänge
Squats	14 Wiederholungen	2 Durchgänge

TAG 25

Hüftstoß	11 Wiederholungen	2 Durchgänge
Beinheber	14 Wiederholungen	2 Durchgänge

TAG 26

Sumo Squats	14 Wiederholungen	2 Durchgänge
Lunges	14 Wiederholungen	2 Durchgänge

TAG 27

Standwaage	10 Wiederholungen	2 Durchgänge
Seitlicher Ausfallschritt	14 Wiederholungen	2 Durchgänge

TAG 28

Squats	15 Wiederholungen	2 Durchgänge
Hüftstoß	12 Wiederholungen	2 Durchgänge

TAG 29

Beinheber	15 Wiederholungen	2 Durchgänge
Sumo Squats	15 Wiederholungen	2 Durchgänge

TAG 30

Seitlicher Ausfallschritt	15 Wiederholungen	2 Durchgänge
Lunges	15 Wiederholungen	2 Durchgänge

HAFTUNGSAUSSCHLUSS

Die Informationen in diesem Buch wurden mit großer Sorgfalt zusammengestellt. Für die Richtigkeit und Vollständigkeit kann gleichwohl keine Gewähr übernommen werden. Aus diesem Grund ist jegliche Haftung für eventuelle Schäden im Zusammenhang mit der Nutzung des Informationsangebots ausgeschlossen.

IMPRESSUM

Kontakt: Rezepte Master
vertreten durch: Stephan Kaltner, Höckhstr. 9a, 83646 Bad Tölz
E-Mail: rezeptemaster@e.mail.de
Covergestaltung: Rezepte Master
Coverfoto: depositphotos.com

Printed by Amazon Italia Logistica S.r.l.
Torrazza Piemonte (TO), Italy

30022506R00089